JN056608

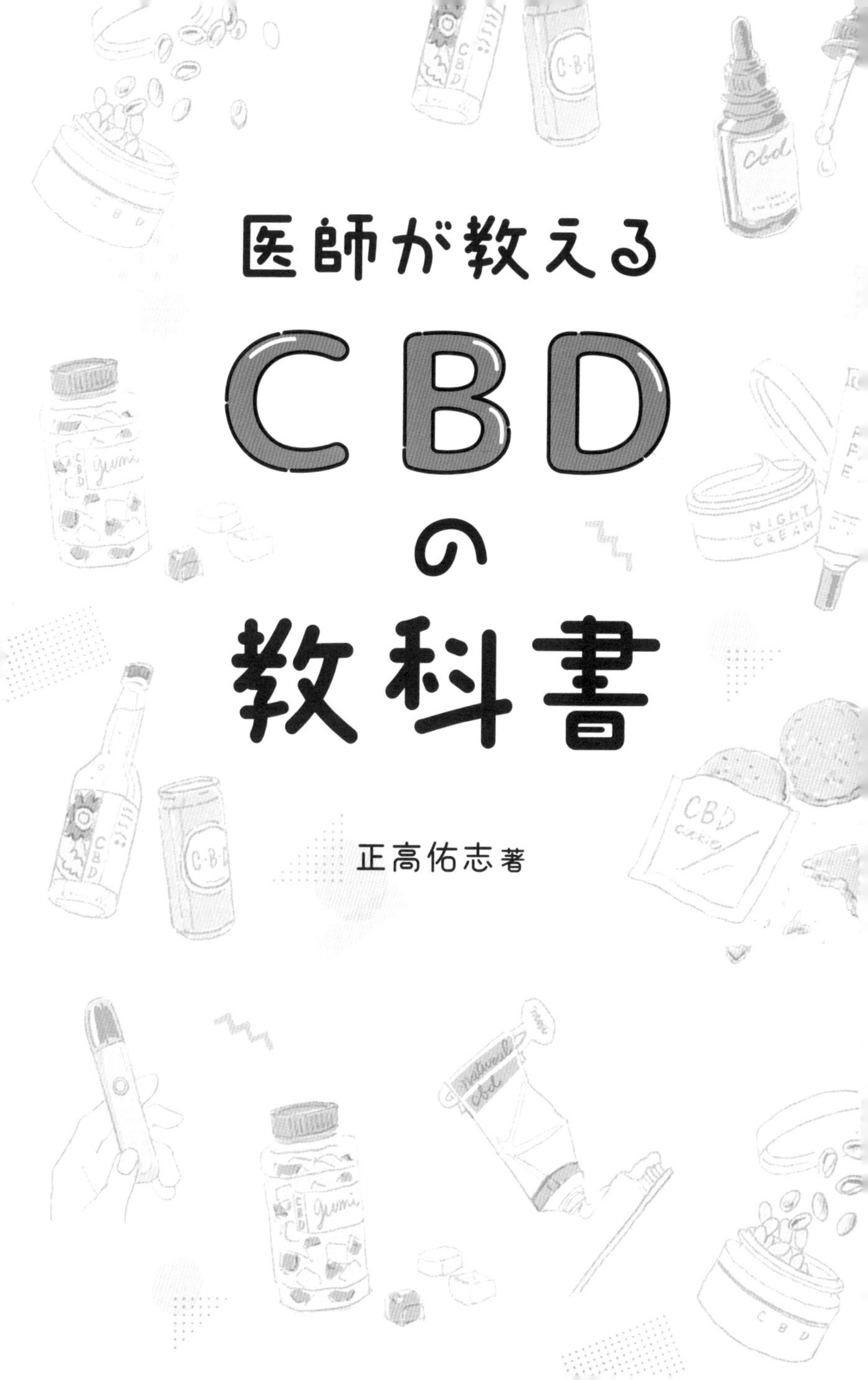

医師が教える CBDの教科書

正高佑志 著

Life with CBD

忙しい日々に寄り添い

心と身体を整えてくれる

自然からの贈り物

好きな飲み物に数滴加えれば

心が、じんわりあたたまる

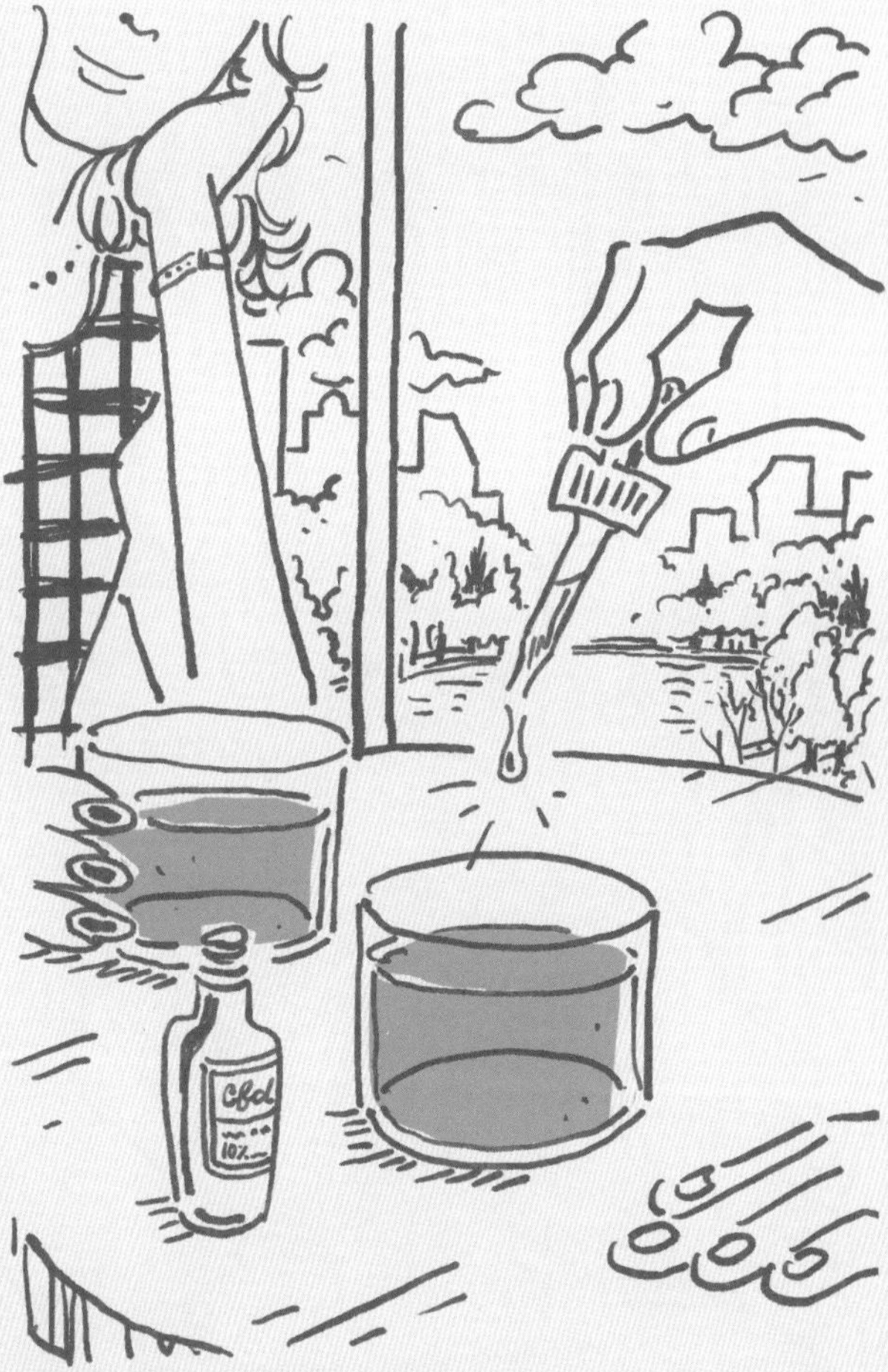

with
drink

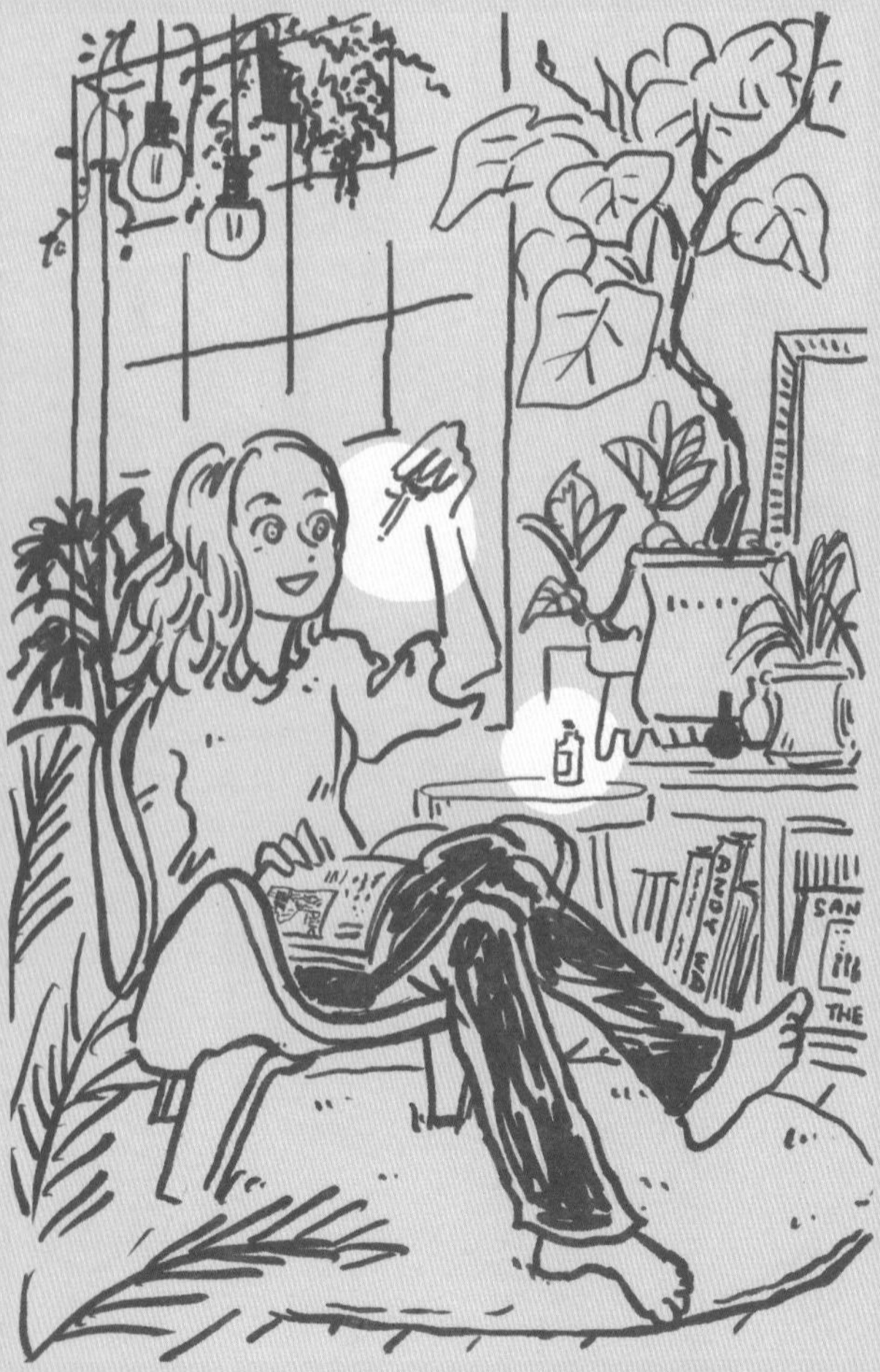
ANDY
ED
SAN
THE

FOR RELAX

不安なとき

眠れないとき

直接口からたっぷりと

たったのそれだけで

ゆったりリラックス

深呼吸をするように

ほんのすこし吸い込めば

頭スッキリ、さえわたる

仕事や勉強中の

気分の切り替えにも

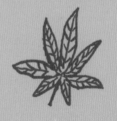

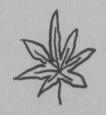

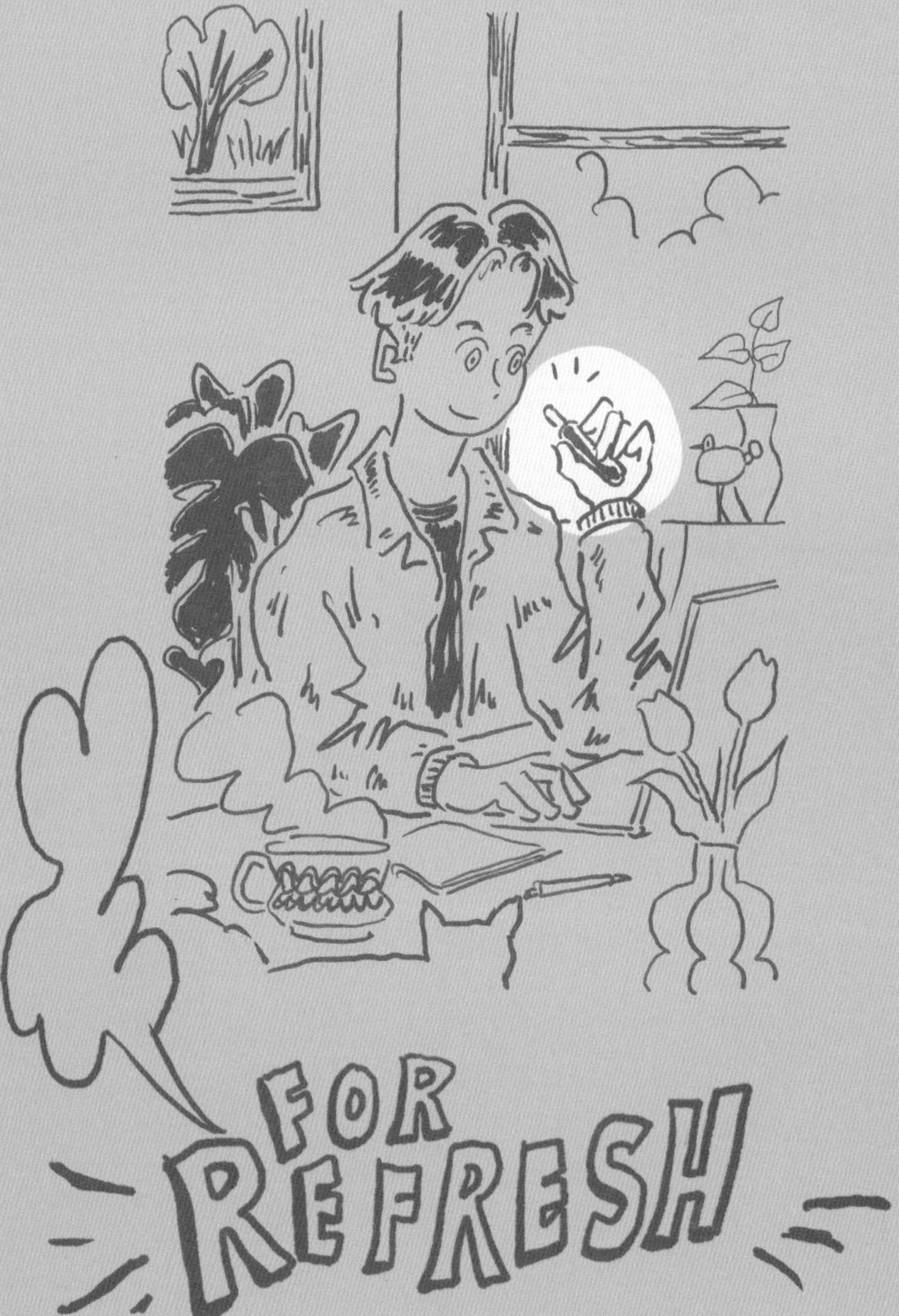
FOR
REFRESH

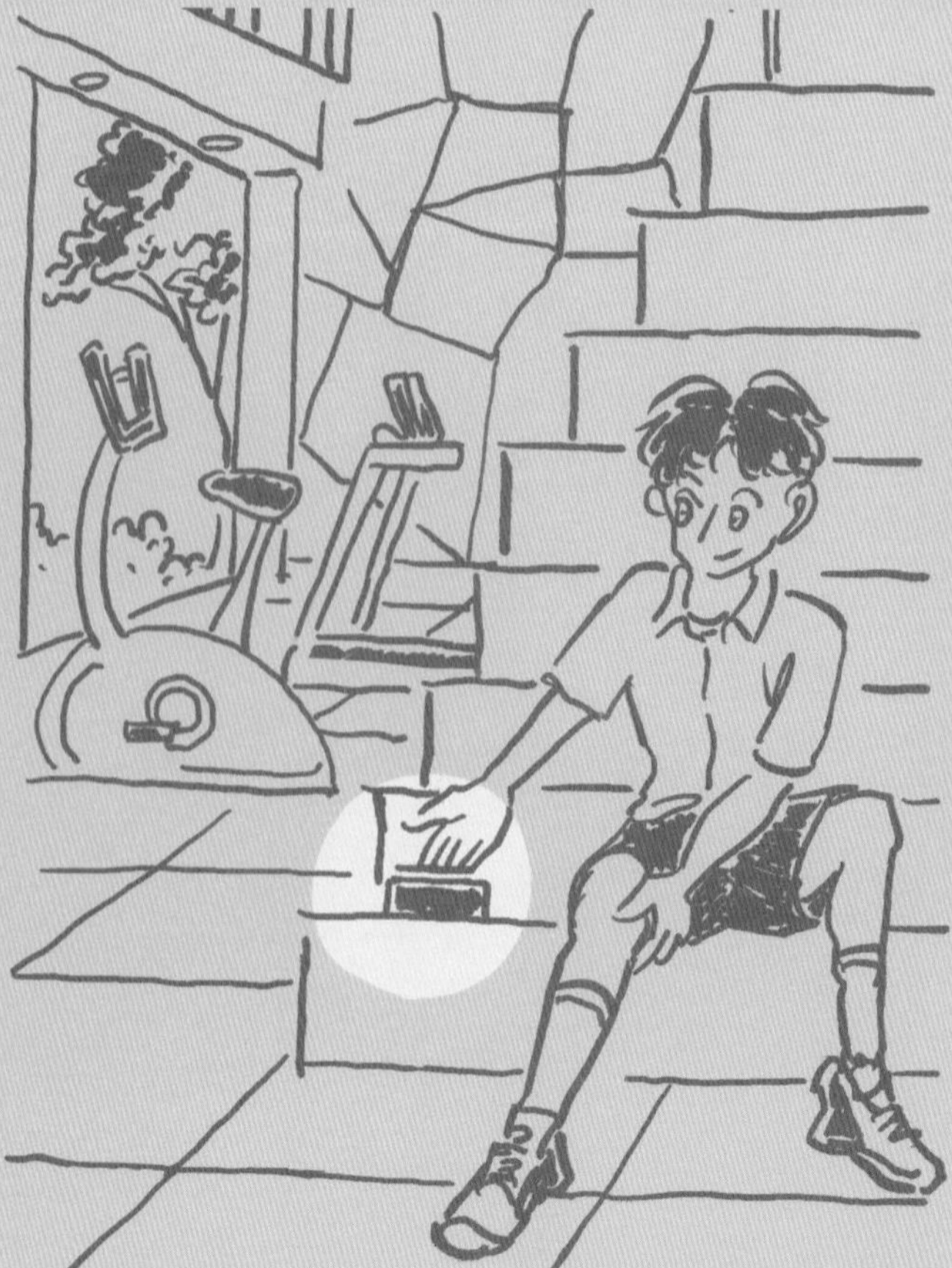

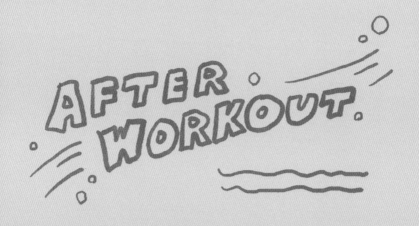

AFTER WORKOUT

スポーツ後の

こわばった筋肉や

疲れが蓄積してこり固まった

首・肩・腰に直接塗れば

痛みもほぐれる

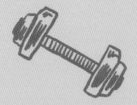

FOR SKINCARE

スキンケアにプラスすれば

お肌もイキイキ！

健康のためにも

美容のためにも

CBD習慣、はじめましょう

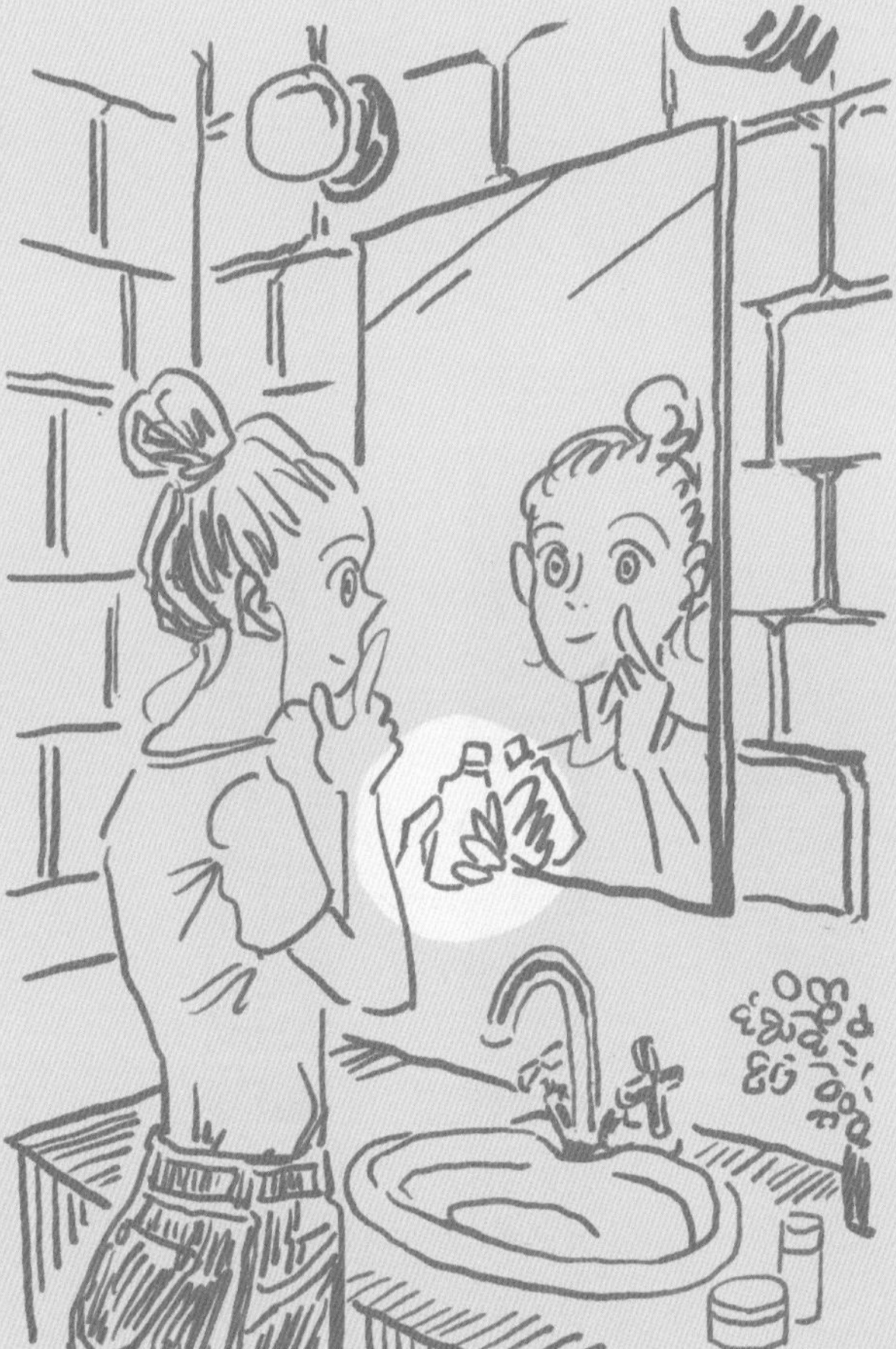

CBDの人気が上昇中！

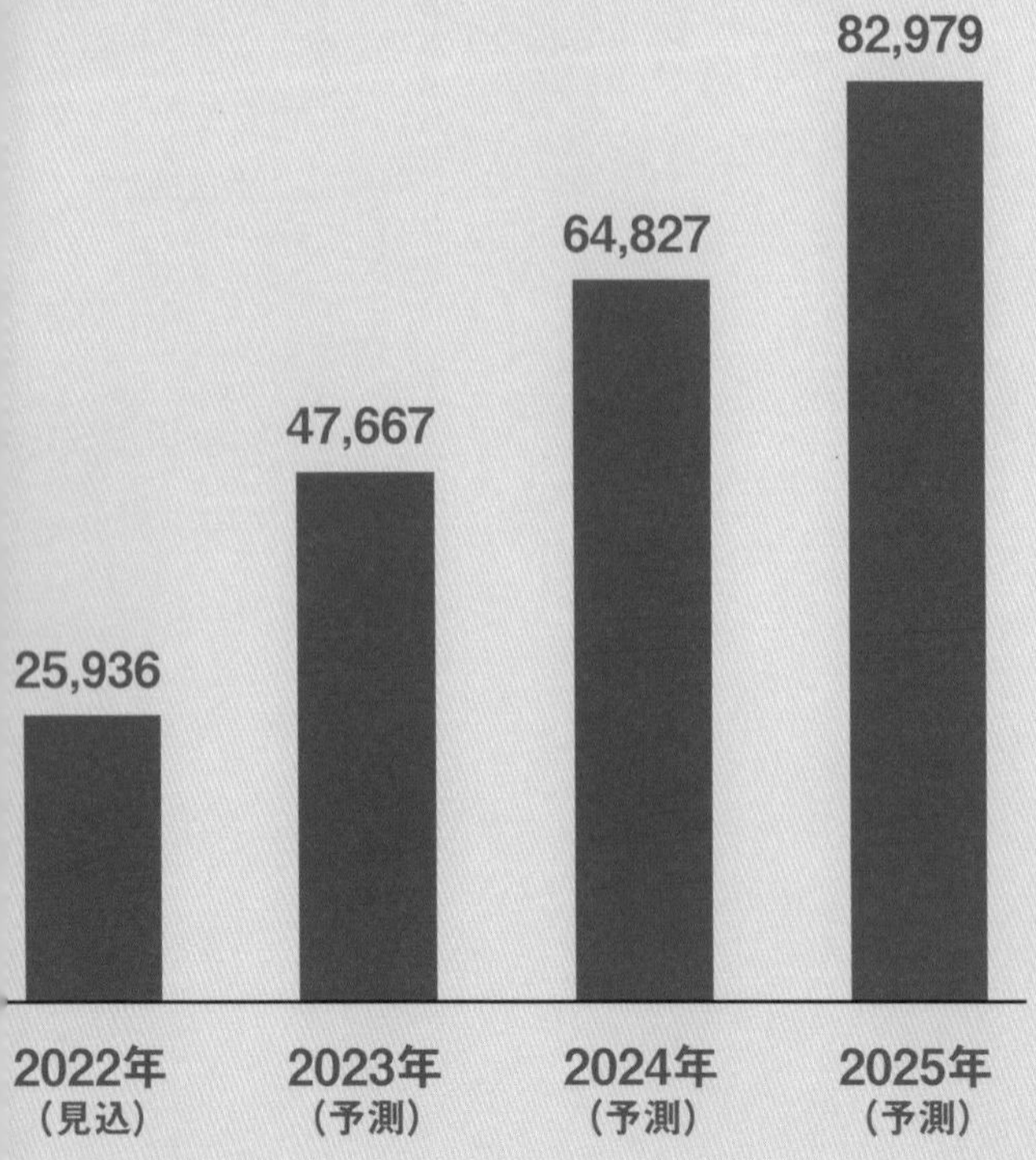
82,979
64,827
47,667
25,936
2022年
（見込）
2023年
（予測）
2024年
（予測）
2025年
（予測）

2025年に800億円超え!?

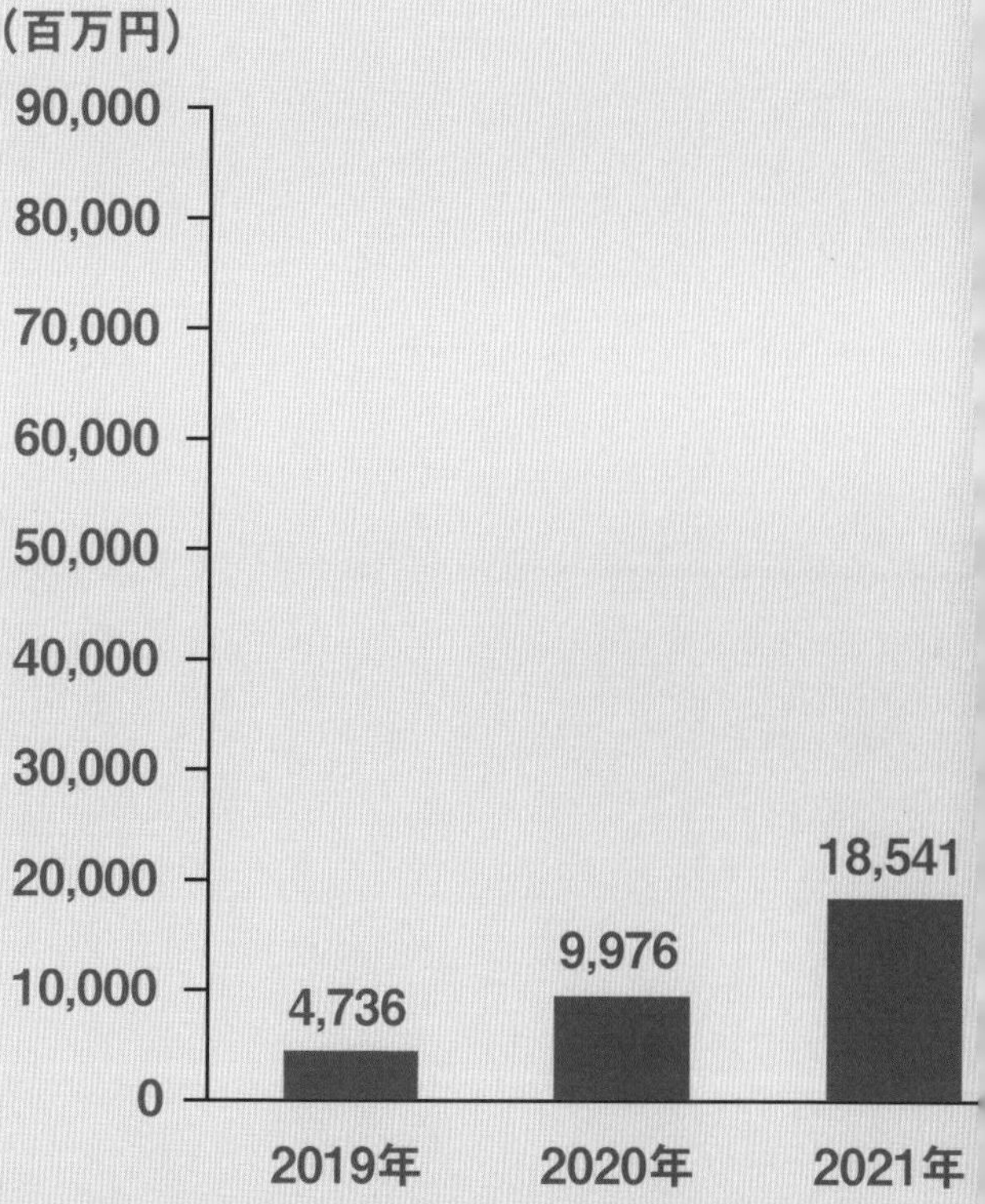

グラフ1：日本におけるCBD市場の推移予測（矢野研究所調べ）

※1：小売り金額ベース

※2：本調査における CBD 製品は、食品（オイル、サプリメント、グミ、クッキーなど）、ベイプ（電子タバコ）、化粧品（クリーム、美容液、ボディケアアイテムなど）を対象とする

※3：2022 年見込み値、2023 年以降予測値

はじめに

皆さんはカンナビジオール（ＣＢＤ）という言葉を耳にしたことがありますか？ ＣＢＤは痛みや不安、うつを和らげ、睡眠をサポートする成分として世界中で注目を集めています。日本より一足先にブームとなったアメリカでは7人に1人がＣＢＤ製品を愛用しており、日本でも2025年には800億円を超える売上が見込まれています（グラフ1）。これは家庭用ドレッシングと並ぶ市場規模です。

本書はＣＢＤがブームとなった背景から作用のメカニズム、ＣＢＤの効果が見込まれる病気や症状、具体的な使用法や注意すべき事項まで、実際にＣＢＤを使用する上で知っておくべきことをなるべく簡潔にお伝えすることを目的として書かれています。

ＣＢＤがヘンプ（大麻草）から採れていることを知ると、不安に思われる方もおられるでしょう。それは当たり前です。これまで私達は大麻草についてネガティブな情報にしか接してこなかったのですから。けれど実は大麻草には今まで語られてこなかったポジティブな側面もあるのです。だからこそ、日本では今（※２０２３年４月）大麻取締法を改正しようという動きが起きています。法改正によって、ＣＢＤ製品は法的にグレーな立ち位置から脱却し、より一層身近な存在になるであろうことは間違いありません。

ＣＢＤをきっかけとして、大麻草を今よりも有効に活用することができれば、環境問題や日本人としてのアイデンティティの問題など、21世紀的課題に対する一つの解決策が提示できるのではないかと私は考えています。

本書を通じて、ＣＢＤと大麻草のメリットと魅力が伝わることを願いながら。

メンタルヘルスのサプリメント CBDの時代がやってくる

CBDが市民権を獲得するまで

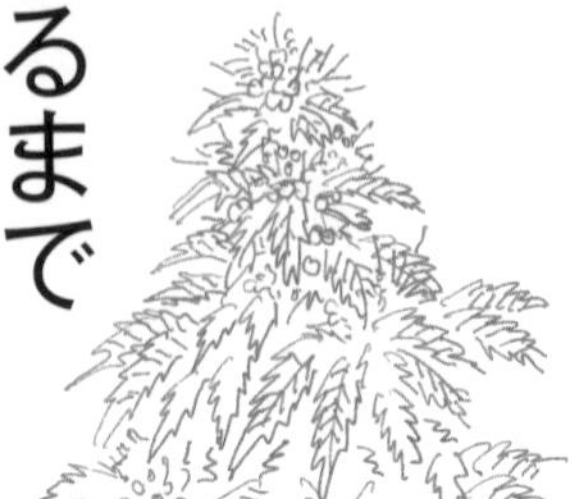

１９８０年には、てんかんの作用を確認していた

ＣＢＤは正式にはカンナビジオールと呼ばれます。健康診断で測定するコレステロールと同じくらいの大きさで、油に溶けやすい（水には溶けにくい）成分です。名前の〝カンナビ〟の部分は〝カンナビス〟に由来しています。〝カンナビス〟とは日本語で大麻草と呼ばれる植物です。

大麻草は不思議な植物で、大麻草にしか含まれない成分を１００種類以上含んでおり、ＣＢＤはその中の一つです（同じく大麻草の構成成分の一種であるＴＨＣには独特な陶酔作用があるため、日本では法律で規制されています）。ＣＢＤが発見されたのは今から半世紀前、１９６３年のことです。イスラエルの化学者で、大麻研究の父と呼ばれるラファエル・ミシューラム博士がＣＢＤの分子構造を同定することに成功しました。

1980年にはミシューラム博士の研究チームはCBDを実際にてんかん患者さんに投与し、発作を抑制する作用があることを確認しています。しかし、この時点で既にCBDの源である大麻草自体が、国際条約によって〝医療的な有用性がない物質〟という烙印を押されていたために、実験室から医薬品へと続く道は閉ざされていたのです。

事情が変わったのは21世紀になってからでした。舞台はイスラエルからアメリカのカリフォルニア州に移ります。1996年、カリフォルニア州では大麻を医療目的に使用する患者さん達の働きかけによって住民投票で医療大麻が合法化されました。そうやってできた、医療大麻専門の薬局（ディスペンサリーと呼ばれています）の一つである〝Harborside〟を経営するディアンジェロ兄弟は大麻草の合法化活動に熱心でした。

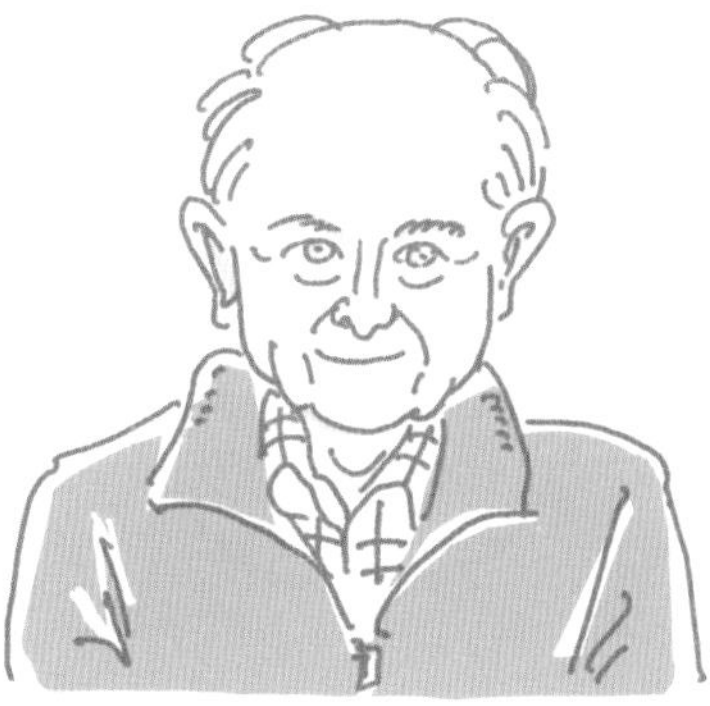

大麻研究の父、ラファエル・ミシューラム博士

Steep Hill

https://www.steephill.com/

２００８年、ＣＢＤを豊富に含む品種を特定。商業利用可能に

大麻草は作物なので、みかんの当たり外れのように品質にばらつきが生じます。彼らは、品質の管理を徹底することを望んでいました。

そこで２００８年に大麻の成分を測定する民間初の検査機関、Steep Hill Inc. を創業しました。この検査機関ができたことで、カリフォルニアではそれぞれの大麻農家が栽培した製品の成分が検査できるようになりました。すると興味深いことがわかったのです。大麻草には様々な品種があるのですが、一部の品種は陶酔成分であるＴＨＣが少ない代わりにＣＢＤを豊富に含むことが示されたのです。これらＣＢＤを豊富に含む大麻品種が特定されたことで、ＣＢＤは実験室を飛び出して商業利用が可能となったわけです。

けれども、すぐにＣＢＤの価値が見出されたわけではありません。ＣＢＤ

には陶酔作用がないため、ハイを求める大麻ユーザーはその意義に懐疑的でした。しかしディアンジェロ兄弟ら、先見の明があったカリフォルニアの活動家や栽培家は、むしろ陶酔作用がないことがＣＢＤの大きな武器になることを予見していました。

というのは、キリスト教の影響が強いアメリカにおいては、お酒や大麻などの酩酊をもたらす物質への忌避感が文化的に根強く残っていたからです。そういう層にとっても、ＣＢＤなら受け入れられるのではないか、ＣＢＤは大麻草の合法化を進めていく上で重要なツールになるのではないかと考えたのです。

ディアンジェロ兄弟は大麻農家に頼み込んでＣＢＤ品種の大麻草を栽培してもらい、その全てを買い上げて自分達のディスペンサリーで販売し始めました。また彼らの友人でもあるジャーナリストのマーティン・リーは「プロジェクトＣＢＤ」という啓発団体を立ち上げ、ＣＢＤがどのような病気

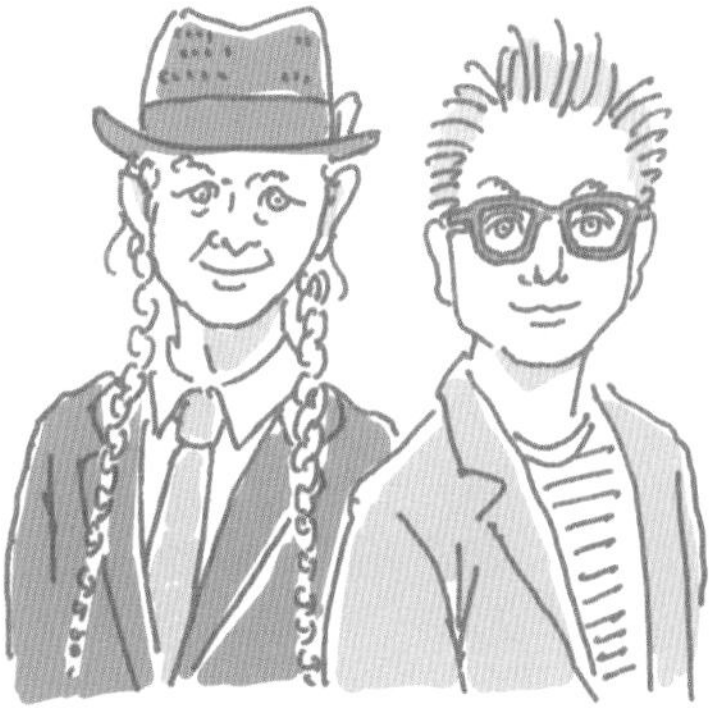

Steep Hill Inc. 創業に貢献した、ディアンジェロ兄弟

左：スティーブ・ディアンジェロ
右：アンドリュー・ディアンジェロ

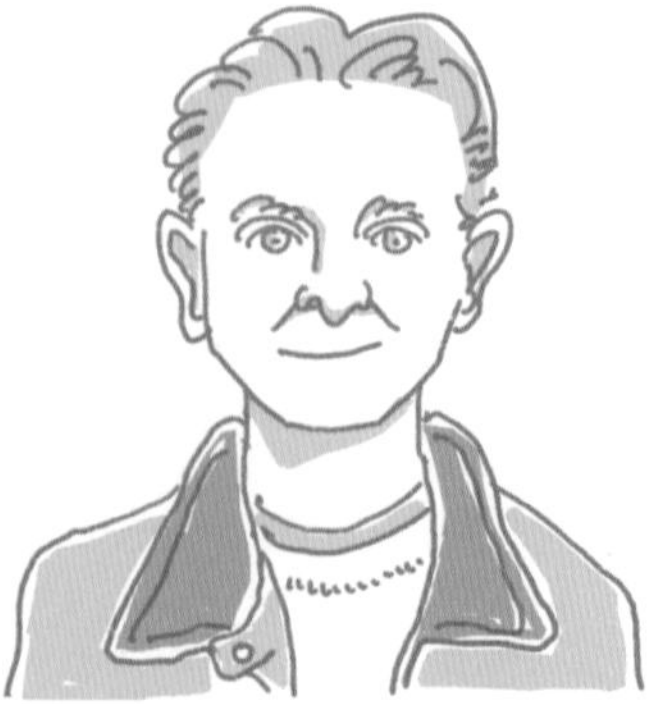

Project CBD 創設者マーティン・リー

https://projectcbd.org/ja/

や症状に対して役に立つかなどの情報発信を始めました（日本事務局は私が代表を務めるGreen Zone Japanが運営し、日本語の翻訳記事を公開しています。https://projectcbd.org/ja/）。

こうして草の根の市民活動として始まったＣＢＤ普及運動が大ブレイクしたのは２０１３年のことで、舞台はロッキー山脈の麓、コロラド州へと移ります。ここにシャーロット・フィギーという女の子がいました。生まれつきドラベ症候群という珍しい病気にかかっており、週に３００回近くのけいれん発作を起こしていました。病院から処方されるあらゆる薬や鍼治療を試してみましたが、シャーロットの発作を抑制することはできず、薬の過剰摂取で一度は心停止に陥ったそうです。

シャーロットの認知で普及活動が一気にブレイク！

増え続ける発作を前に、何か治療法はないかとシャーロットの両親はインターネットで検索を始めました。そして発見したのがカリフォルニア州でディアンジェロ兄弟が大麻を提供し、てんかん発作を克服していた同じドラベ症候群のジェイデンの動画でした。

当時のコロラド州では成人の医療大麻使用は認められていましたが、小児には前例がありませんでした。しかし両親の必死の働きかけにより州政府はシャーロットに大麻を使用する許可を発行し、両親は同州の大麻農家であるスタンレー兄弟のところに足を運びました。

そこでスタンレー兄弟から手渡されたのが、今日では〝シャーロッツ・ウェブ（シャーロットの贈り物）〟と呼ばれているCBD品種の大麻草でし

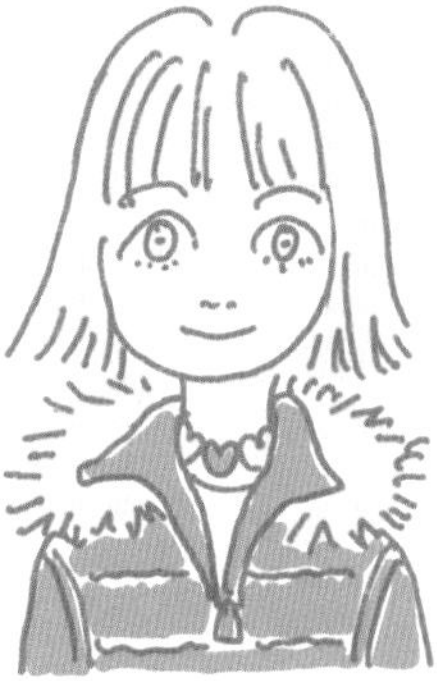

シャーロット・フィギー

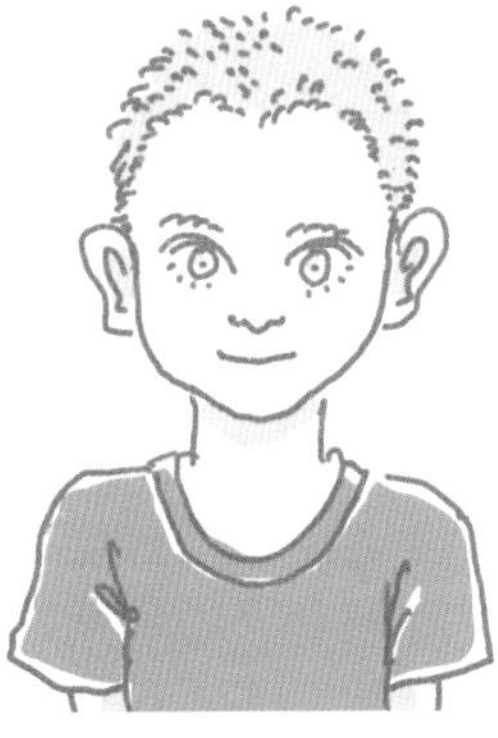

ジェイデン・ディヴィッド

た。購入した大麻草を使い自家製のＣＢＤオイルを作ったシャーロットの母は、恐る恐る娘にオイルを与えてみました。すると、あれほどまでに難渋した発作が魔法のように消失したのです。この様子を世界に向けて発信したのがＤｒ．サンジェイ・グプタでした。ＣＮＮの医療コメンテーターでもあった医師のグプタは当初、大麻に対して否定的な見解であり、討論番組でも反対の立場をとっていました。

しかしシャーロットの噂を聞きつけ、実際に彼女と出会い、そして自分でも大麻について調べるうちに、彼は自分の大麻についての認識が誤っていたことを知ります。

これまで誤った情報を拡大させてきたことを反省したグプタは贖罪の気持ちを込めて『ＷＥＥＤ（大麻草の俗語）』という1時間のドキュメンタリー番組を制作し、その中でシャーロットのことを大々的に取り上げたのです。

日曜日の夜8時、この番組が全米のお茶の間に流れたことによって、アメリカではてんかんの子を持つ両親が一斉に行動し始めました。ある者は住民投票のための署名を集め、ある者は議員に陳情し、中には合法州に移住する家族も出てきました。これらシャーロット旋風の結果、アメリカ各州における大麻合法化は大きく歩みを進め、またＣＢＤという言葉は世界的な認知を獲得したのです。

ＣＢＤが広まった理由は、それだけではありません。世間では痛みや不安、不眠、うつに対してリラックス効果のある健康食品・サプリメン

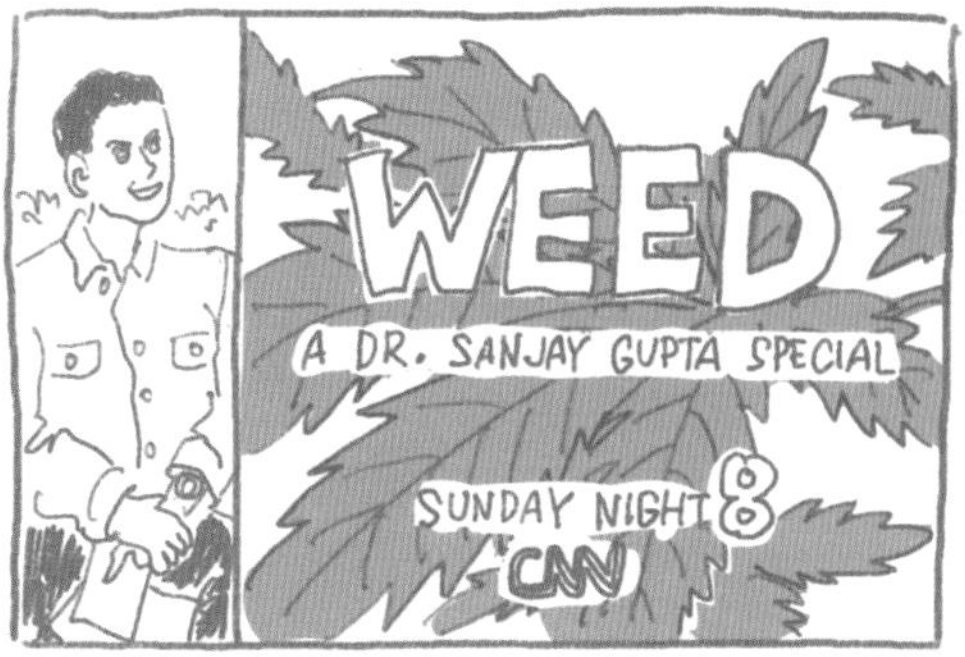

シャーロット旋風を巻き起こしたドキュメンタリー番組『WEED』

トとしての側面にスポットが当たり、カジュアルな成分として広く知られるようになりました。ＣＢＤはそのままでは水に溶けにくいため、食用油で成分を希釈したＣＢＤオイルが製品の基本となりますが、今日ではグミやチョコレート、クッキーなどの食品、ドリンクやビールなどの飲料、クリームやバーム、化粧水などの肌に塗る製品、Ｖａｐｅと呼ばれる電子タバコや他の植物にＣＢＤを吹き付けた喫煙用の製品など、あらゆるＣＢＤ製品が出回っています。

大手世論調査会社ギャラップによると、２０１９年7月の時点でアメリカ成人の14％が何らかのＣＢＤ製品を日常的に使用していることが明らかになりました。もはやこれはブームを通り越して、生活の一部として根付いたと言っても過言ではありません。

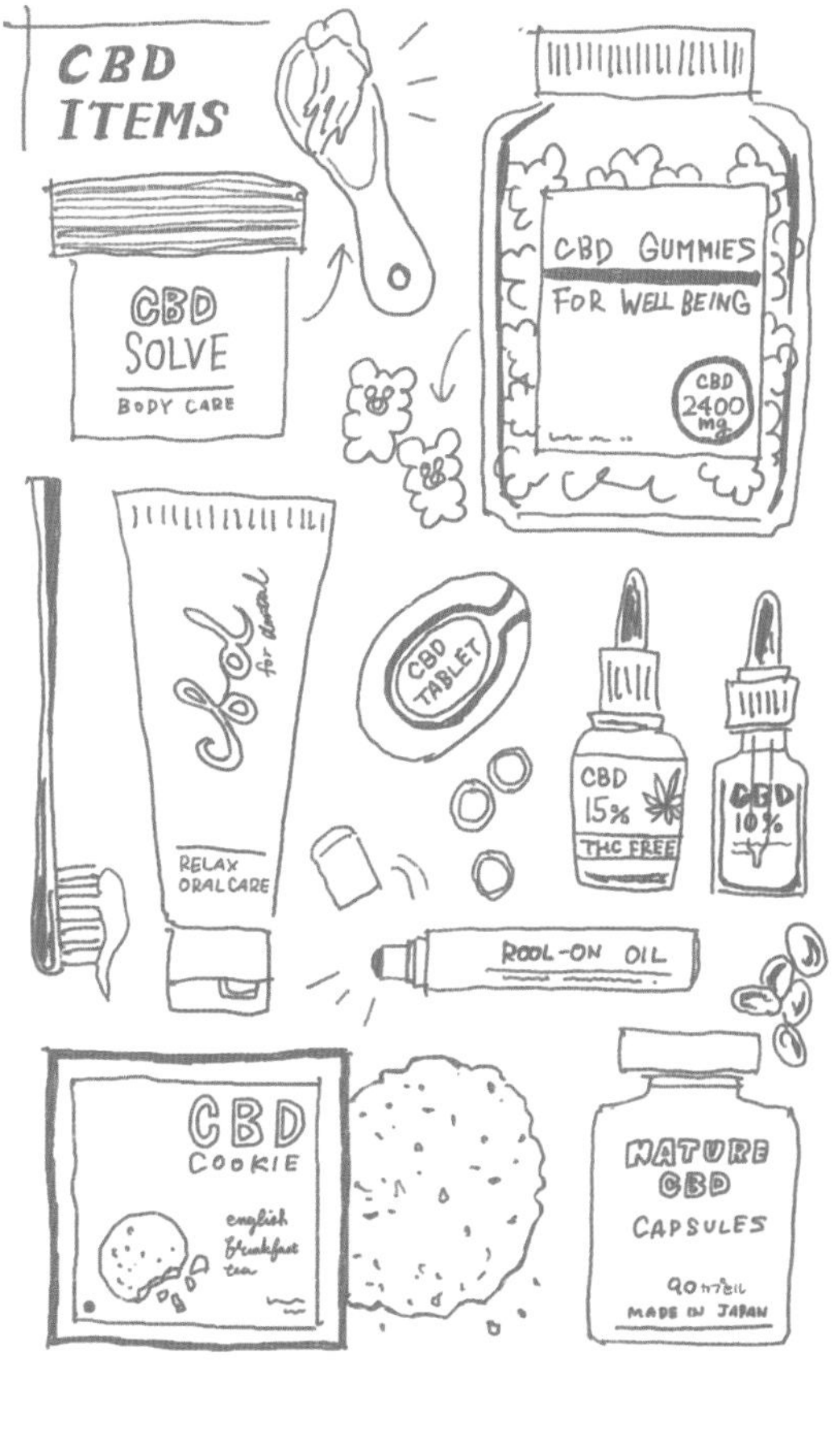
CBD ITEMS
CBD SOLVE
BODY CARE
CBD GUMMIES
FOR WELL BEING
CBD 2400 mg
RELAX ORAL CARE
CBD TABLET
CBD 15%
THC FREE
CBD 10%
ROOL-ON OIL
CBD COOKIE
english breakfast tea
NATURE CBD
CAPSULES
90カプセル
MADE IN JAPAN

アメリカでのブームが日本に!
令和元年は、CBD元年

アメリカでのCBDブームを後押しすることになったのが同時期に起きたヘンプについてのルール改正です。

そもそも大麻草には繊維作物や食品としての側面があります。日本の伝統的な調味料である七味唐辛子の中に入っている麻の実は大麻草の種子ですし、神社の注連縄や横綱が腰に巻いている綱も大麻草の繊維でできています。アメリカでも建国当時、大麻草は重要な作物として栽培が推奨され、合衆国の独立宣言書は大麻草から作られた紙の上に書かれていたそうです。

しかし、大麻喫煙の文化が敵視された結果、産業目的の大麻草の栽培もまた規制され廃れてしまっていました。これに対して産業目的の大麻栽培を再興するためにアメリカでは2014年に大麻とヘンプを分ける法律を作ったのです。

つまりＴＨＣの濃度が０・３％未満の大麻草品種は法的にヘンプという別の植物ということにして、ヘンプは薬物でなく農作物として規制が緩和されたのです。これは例えるなら体長４ｍ以下をイルカと呼び、それ以上をクジラと呼ぶ分類に似ています。このルールが２０１８年末に全米で施行されたことによって、ＣＢＤを多く含む大麻品種の栽培と出荷が自由化されました。

この影響は太平洋を挟んだ日本にも届きました。日本に最初のＣＢＤ製品が輸入されたのは２０１３年のことでしたが、当時は東欧産の製品が主流でした。そこに２０１８年末のアメリカ連邦法改正が起きたことで２０１９年から大量のアメリカ産製品が出荷され始めることになり、ＣＢＤを取り扱う企業の数が劇的に増えたのです。その影響で、日本では令和元年がＣＢＤ元年となりました。今ではドラッグストアや自動販売機でもＣＢＤ製品を見かけるようになりましたが、その背景には沢山のドラマが繰り広げられていたのです。

もくじ

Life with CBD 2

はじめに 14

プロローグ　CBDが市民権を獲得するまで 16

PART1 CBDは万能薬　あらゆる不調に効く理由 39

作用のメカニズム基本のキ 40

鍵を握るのは、エンドカンナビノイドシステム／免疫細胞、さらに全身の組織に分布／人間だけじゃない！ 動物も備える健康の土台／進化の初期段階から人体には、大麻と似た物質が存在／現代病とエンドカンナビノイドシステム

不調を癒す4つの働き 52

①失われたバランスを整える　②抗菌・抗炎症・抗がん作用など
③アロマセラピーの側面も　④1＋1＝3のアントラージュ効果

PART2 CBDの正しい活用法 気になる用法・用量 59
目的に合わせて適切な製品を 60
①CBDオイル ②食品・飲料 ③Vape・喫煙製品 ④クリーム・バームなどの塗布剤・化粧品
安心・安全な製品の選び方 70
・含有成分の違いを意識しましょう・成分分析表を確認しましょう・濃度とキャリアオイルを確認しよう・専門店で購入する・トンデモ商品に手を出さない・国産CBDにご用心・顔の見えないブランドは要注意・切実なケースは〝カンナビノイド医療患者会〟へ相談を
効果を得やすいCBDの摂取法 79
・適切な用量は一人ひとり異なる・使用頻度は一日2回が基本・摂取のタイミングは食後・依存性と精神作用について理解しよう・副作用について理解しよう・可能なら主治医の同意を得る・最低1週間は続けよう・全員に効果があるわけではないことを

理解しよう・止めるタイミングについて・保存は冷暗所、開封後は3ヶ月以内に

PART3 心の不調とCBD

主な用途は不安・不眠・うつ 91
症状別CBDとメンタルヘルス 93
・睡眠障害・不安障害・うつ病・PTSD（心的外傷後ストレス障害）・摂食障害・依存症（禁酒・禁煙）・自閉症（ASD）・注意欠陥多動症候群（ADD／ADHD）・統合失調症 95

PART4 身体の不調とCBD

生理痛、関節痛などの慢性痛に著効 119
症状別CBDと身体の不調 120
・頭痛（緊張型頭痛・偏頭痛）・肩、腰、膝の痛み・線維筋痛症・糖尿病・高血圧・皮膚の病気（アトピー、乾癬、多汗症、その他）・肌荒れ・てんかん・がん（脳腫瘍、 126

抗がん剤投与に伴う痺れ)・認知症・スポーツリカバリーと脳しんとう・痙性《けいせい》まひ(多発性硬化症)・パーキンソン病・アレルギー性疾患/自己免疫性疾患・炎症性腸疾患・女性特有の症状・虫歯/歯周病/顎関節症

PART5 CBDのQ&A

教えて! 正高先生 素朴な疑問にスパッと回答

Q1:なんで大麻は違法なのに、大麻に含まれているCBDは違法じゃないの?

Q2:大麻は依存性があり危険なイメージ。CBDは大丈夫? 本当に安全?

Q3:逮捕される可能性はない?

Q4:CBDで新型コロナウイルス感染症は予防できる?

Q5:ドーピング検査や健康診断で、大麻と同じ反応が出たりしない?

Q6:ペットの健康管理もできる?

Q7:高価な製品の方がよく効くの? 安すぎる製品って大丈夫?

Q８：そんなに効果があるなら、なぜ医薬品にならないの？
Q９：妊娠中にＣＢＤを使用しても大丈夫？
Q10：祖父母に勧めようと思うのだけれど、気をつけるべきことは？
Q11：子どもは何歳から飲ませていいの？ 乳児でも大丈夫？

巻末コラム　お医者さんがおすすめするＣＢＤのお店　183

あとがき　187

PART 1

CBDは万能薬

あらゆる不調に効く理由

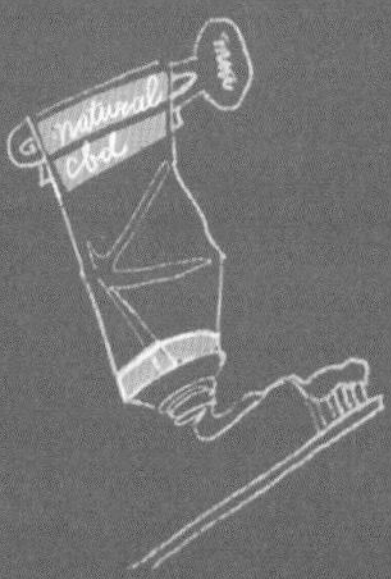

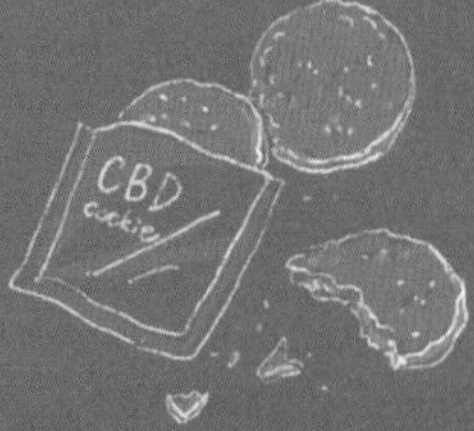

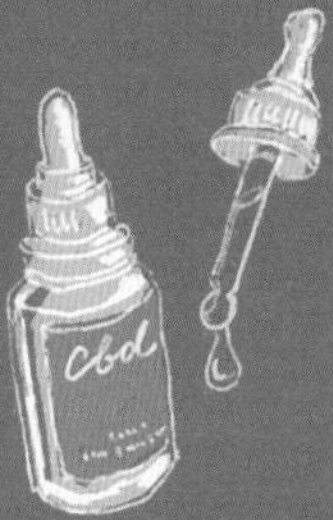

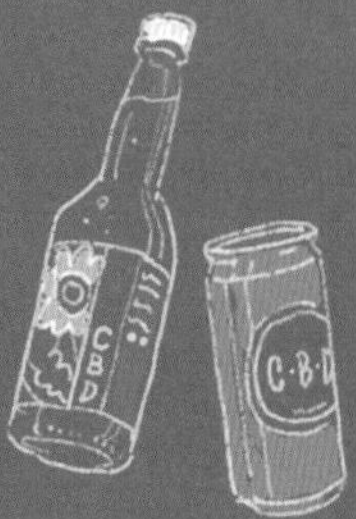

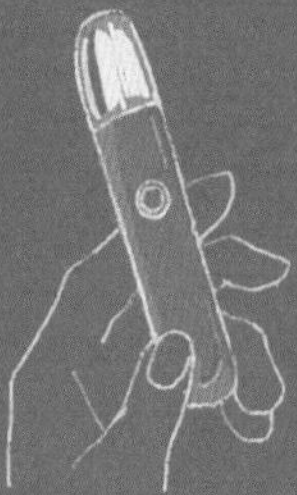

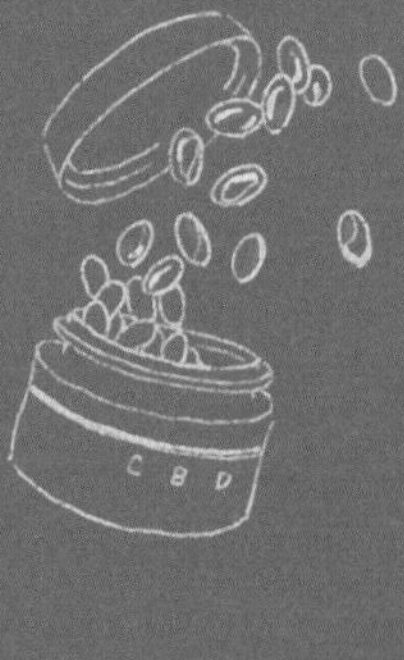

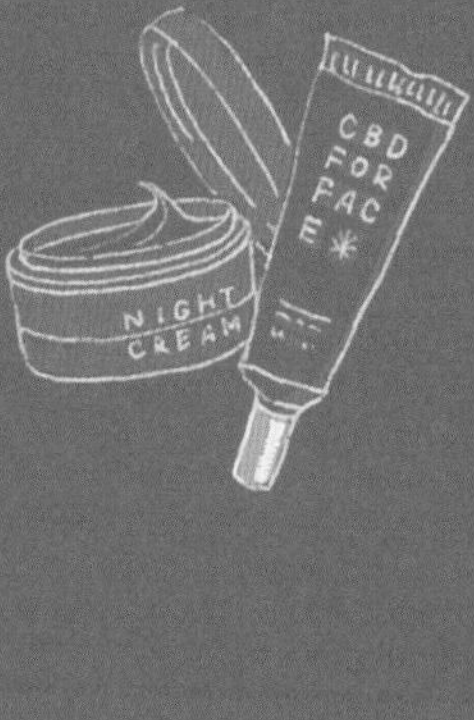

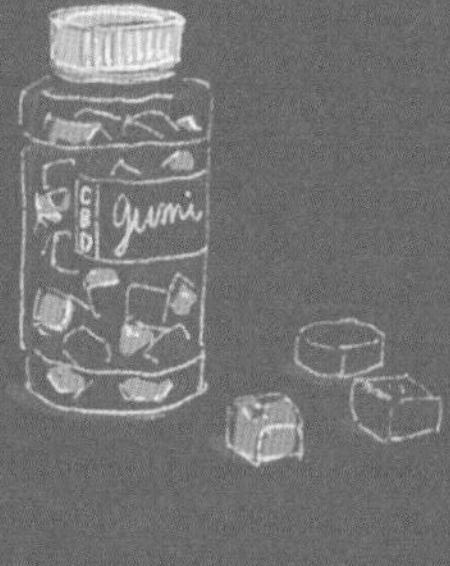

作用のメカニズム基本のキ

鍵を握るのは、エンドカンナビノイドシステム

ＣＢＤが効果を示す症状や病気は多岐にわたります。私は２０２１年8月に日本国内のＣＢＤユーザーを対象としたウェブ調査を行い、皆さんがどのような用途に対してＣＢＤを使用しているか、また効果をどう感じているかなどについて調査をしました。その結果がグラフ２、３になります。これを見るとＣＢＤが心と身体の両面で様々な症状に対して使用されていること、また実際に多くのユーザーが体調の改善を自覚していることがわかります。ＣＢＤが万能薬のように見えることは、しかし、怪しさを助長します。それが大麻草から取られているとなればなおさらです。なぜＣＢＤが様々な症状を緩和するのでしょうか。これを理解するには、少し遠回りになりますが人体に備わっているエンドカンナビノイドシステム（Ｐ46参照）について知る必要があります。

グラフ2：CBD使用の目的

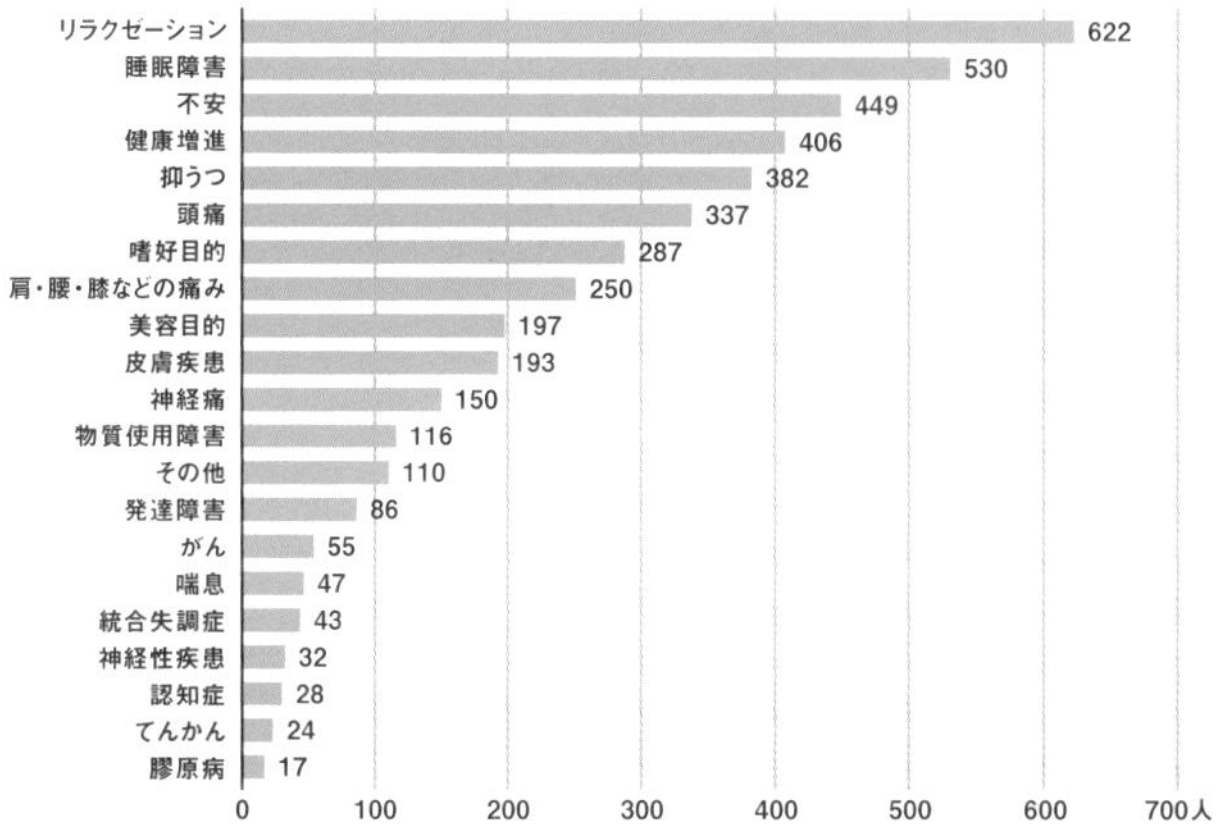

グラフ3：CBD使用前後での自覚症状の変化

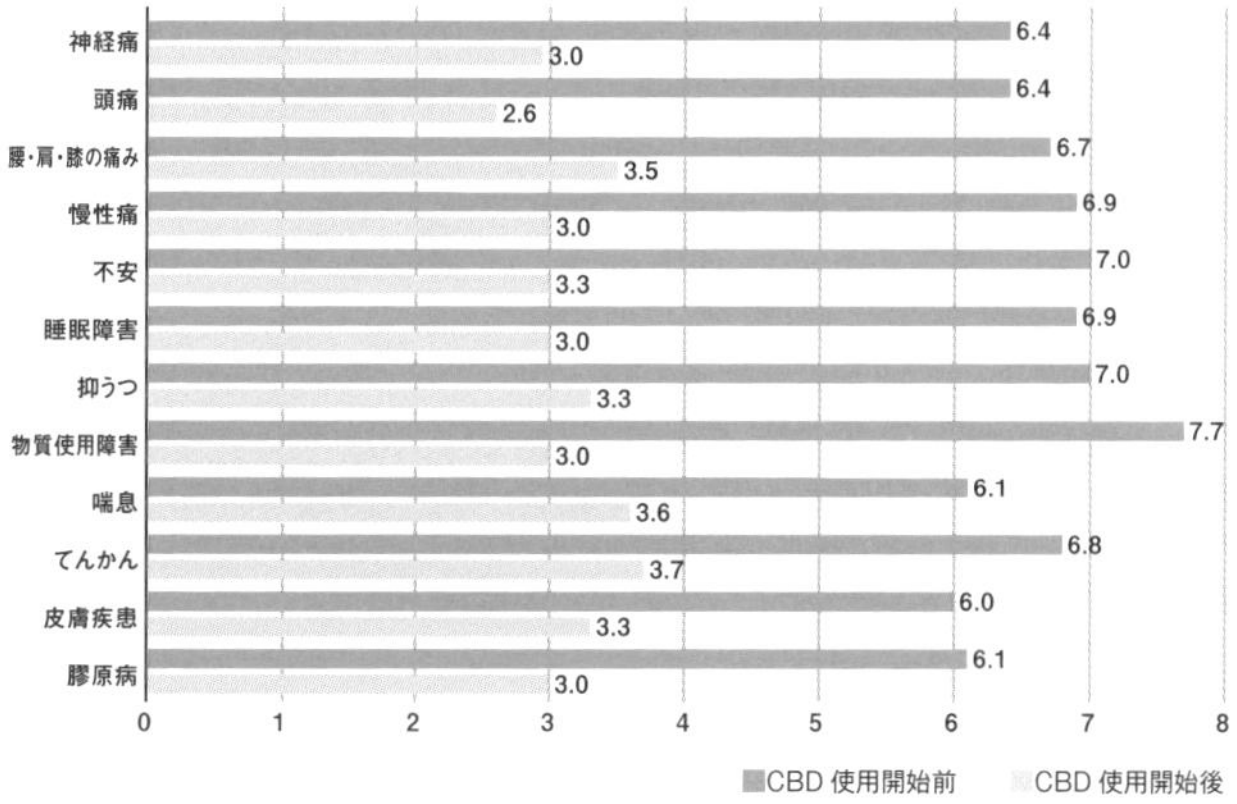

免疫細胞、さらに全身の組織に分布

1963年にCBDを発見したミシューラム博士は、翌1964年にはTHCを発見します。これが大麻の陶酔作用を司る成分であることは明らかでしたが、具体的にどのようにして人間の脳に作用しているのか、そのメカニズムは長らく不明のままでした。この疑問を部分的に解明したのは日系アメリカ人研究者であるリサ・マツダという女性です。彼女は1990年にCB1受容体（カンナビノイド受容体1）という〝THCの鍵穴〟にあたるタンパク質が脳細胞に存在していることを突き止めます。この発見を受けて、免疫細胞にCB2受容体（カンナビノイド受容体2）が存在していることが間もなく明らかになり、さらにこのCB1／CB2受容体は全身の組織にくまなく存在していることが知られるようになったのです。

全身に存在するCB 1／CB 2受容体

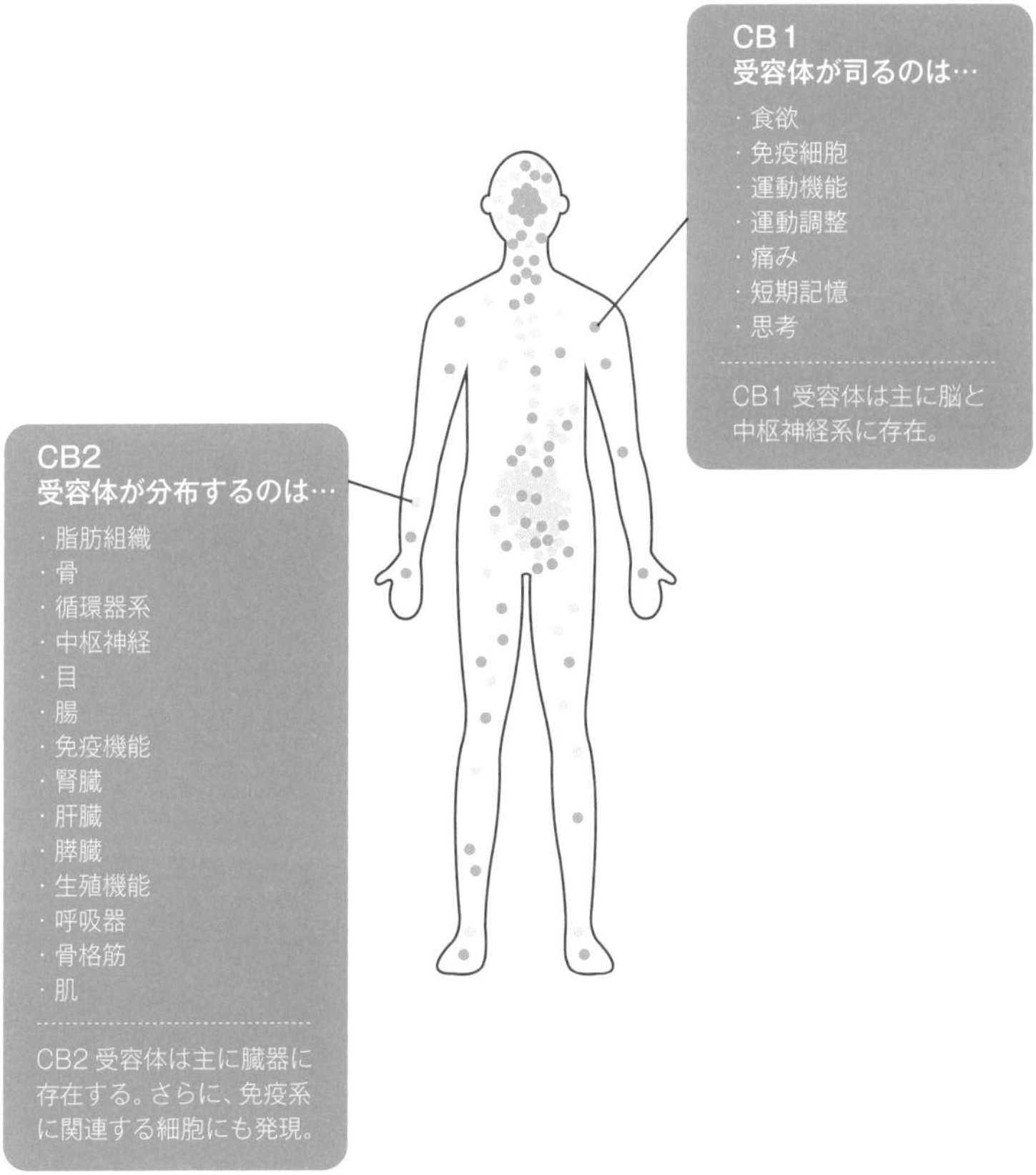

人間だけじゃない！　動物も備える健康の土台

さて、ここで疑問が生じます。これほど沢山の大麻成分の鍵穴は何のために存在しているのでしょうか？　人間の身体は大麻の成分を受け入れるためだけに、これほど沢山の受容体を備えているのでしょうか？

「これらの鍵穴（CB1／CB2受容体）に作用する鍵となる物質も、また人間の体内に存在しているはずだ」と、ミシューラム博士は考えました。

そして仮説に基づいて、THCと似た化学物質を人体内に求めたところ、1992年に発見されたのがアナンダミドと呼ばれる神経伝達物質です。さらに1995年には2-AGという類似の化合物が帝京大学の和久敬蔵博士らによって発見され、その後も類似の成分が続々と人体内で発見されることになります。

THCと内因性カンナビノイドの分子構造

<THC>

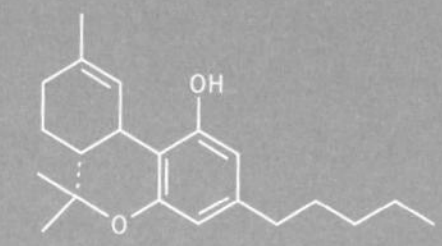

Δ9-Tetrahydrocannabinol

<内因性カンナビノイド>

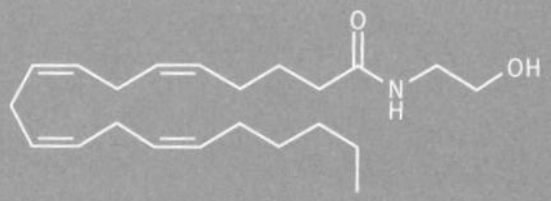

アナンダミド（N-Arachidonoylethanolamine）

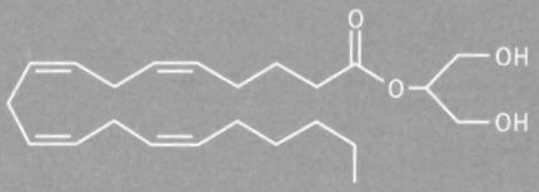

2-AG（2-Arachidonoylglycerol）

進化の初期段階から人体には、大麻と似た物質が存在

これらの人体が生成する大麻成分によく似た働きをする神経伝達物質は、まとめてエンドカンナビノイドと呼ばれることになりました（〝エンド〟というのは〝人の身体の内側の〟という意味です）。更に1996年にはエンドカンナビノイドを分解する酵素が発見されました。

今日では、①エンドカンナビノイド、②CB1／CB2などの受容体、③エンドカンナビノイドの分解酵素をまとめて、エンドカンナビノイドシステムと呼ぶことになっています。つまり人間の体内には、大麻の成分と似た物質が太古の昔から存在しているということが明らかになったのです。実はエンドカンナビノイドシステムが備わっているのは人間だけではありません。昆虫以外の動物は全て、エンドカンナビノイドシステムを有していることが

知られています。これは進化の初期段階で備え付けられた、動物にとって大事な仕組みであることを暗示しています。

ではエンドカンナビノイドシステムが何をしているのか？　一言で言うなら、人体のバランスを整える役割を司っていると考えられています。皆さんの身体はあらゆることを自動で制御しています。例えば体温。真夏の炎天下も真冬の凍える夜も、皆さんの体温は自動で一定に保たれています。それから、やけどをしたら患部はしばらくの間は赤くなり熱を帯びますが、やがて炎症が落ち着きます。これも自動調節によるものです。血糖値が下がるとお腹が減るのも自動調整と言えるでしょう。このような体内の自動調節機能において、エンドカンナビノイドは役立っているのです（具体的にはその他の神経伝達物質の量を調整する作用を司っています）。例えるなら、エアコンの温度調節機能のようなものと思ってください。

長距離走で得られる多幸感は
大麻による精神作用と同じ

エンドカンナビノイドという言葉は日本ではまだまだ馴染みのないものです。しかし実は皆さんの日々の暮らしと深いつながりがあるのです。

長時間走り続けると気分が高揚してくる「ランナーズハイ」現象は、これまでエンドルフィンの分泌によるものだとされていました。エンドルフィンは、内因性オピオイド（モルヒネ様物質）で、また多幸感をもたらすため、「脳内麻薬」とも呼ばれる物質です。しかし近年の研究により、ランナーズハイはエンドカンナビノイドによって引き起こされていると考えられるようになっているのです。もしかすると、長距離を走ることによって得られる多幸感は、大麻を喫煙することによって得られる精神作用に似ているのかもしれません。[(1)]

また近年大きなブームとなっているサウナについても、エンドカンナビノイドシステムの影響があると私は個人的に考えています。サウナでは高温環境と冷水の間を行ったり来たりしますが、これによって血管は収縮と拡張を急激に繰り返します。この負荷はエンドカンナビノイドシステムへの“筋トレ”のように働くのではないでしょうか。事実として、寒冷刺激はエンドカンナビノイドシステムを活性化させることが知られています。サウナの“整う”という感覚も、もしかすると寒冷刺激によって分泌されたエンドカンナビノイドによる精神作用なのかもしれません。

[(1)] https://wired.jp/2015/10/28/body-cannabis-when-you-run/

現代病とエンドカンナビノイドシステム

さて、これらのエンドカンナビノイド不足が様々な病気の原因として関与しているのではないかという研究が近年、盛んに行われるようになっています。エンドカンナビノイドは神経伝達物質の一種に分類されますが、その他の神経伝達物質が足りないために起こる病気が明らかになっています。ドーパミンが不足することでパーキンソン病の原因となるのは好例ですし、うつ病の患者さんにはセロトニンと呼ばれる神経伝達物質を増やすための薬が処方されます。エンドカンナビノイドに関しても、足りない状態に陥っている人が一定数いたとしても不思議ではありません。

医療大麻研究領域の第一人者であるイーサン・ルッソ博士は2004年に〝Clinical Endocannabinoid Deficiency〟という概念を提唱しました。

これは〝エンドカンナビノイド欠乏症候群〟とでも訳すべきアイデアで、今日の医学ではメカニズムがはっきりしない病気・症状をエンドカンナビノイドシステムの不調という観点から捉え直そうという試みです。

ルッソ博士がその代表格として挙げている疾患が、偏頭痛、過敏性腸症候群、線維筋痛症であり、実際にこの三つの病気は合併しやすいことが知られています。驚くべきことに三つの疾患をあわせると、日本国内に2000万人以上の患者さんが存在すると言われています（過敏性腸症候群：1200万人、偏頭痛：840万人、線維筋痛症：200万人）。その他にも車酔いやPTSDになりやすい方はエンドカンナビノイドの基礎値が低いことを示す研究結果が報告されていますし、うつ病や不安障害とも関係していると言われています。知られていないだけで、エンドカンナビノイド欠乏症候群は現代人の病のかなりの割合を占めているかもしれません。

エンドカンナビノイドの欠乏を防ぐ

７つの生活習慣

いま抱えている慢性的な体調不良は、もしかしたらエンドカンナビノイド不足が原因かもしれません。そんなときに役立つ方法として、次の７つの生活習慣が知られています。併せてＣＢＤを摂取することでも、エンドカンナビノイドシステムは整います。

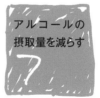

1. オメガ３脂肪酸を摂取する
2. 水風呂など寒冷刺激を与える
3. カフェイン、カテキンを摂取
4. フラボノイドを摂取する
5. 適度な運動を習慣化させる
6. ストレス軽減を心がける
7. アルコールの摂取量を減らす

不調を癒す4つの働き

①失われたバランスを整える

さて、ようやくCBDの話に戻ります。CBDが作用する仕組みは非常に複雑で、少なくとも65のメカニズムを通して人体に働きかけています。中でも重要だと思われるのが、エンドカンナビノイド分解酵素の阻害作用です。皆さんの身体が作るエンドカンナビノイドは不安定な物質で、数秒でその役目を終え、体内の分解酵素により速やかに代謝されます。CBDにはこの分解酵素の働きを弱める作用があるのです。結果として、皆さんの身体が作ったエンドカンナビノイドの〝賞味期限〟が通常よりも長くなるため、体内のエンドカンナビノイドの基礎値が高くなり、失われたバランスが〝整う〟と考えられています。

②抗菌・抗炎症・抗がん作用など

ＣＢＤには抗菌作用があるため、歯磨き粉などのオーラルケア製品としても活用されていますし、病院で問題となっている薬剤耐性菌に対する切り札としての期待が集まっています。また神経保護作用はスポーツ選手におけるパンチドランカー症候群の予防手段として有望視されています。ＣＢＤの持つ抗炎症作用は痛みの緩和や肌の調子を整える効果と関係しています。また基礎研究ではＣＢＤには抗がん作用があることも知られており、がん患者さんの腫瘍を縮小させたという報告も認められます。その他にも抗酸化作用、骨を強くする作用などにも脚光が当たりつつあります。

③アロマセラピーの側面も

ＣＢＤ製品に含まれる有効成分は、ＣＢＤだけではありません。既にお伝えしたように、大麻草にはＴＨＣとＣＢＤ以外にも１００種類以上のカンナビノイド成分が含まれており、ＣＢＤ製品の多くにはこれらの微量成分が含まれています。さらに同じくらい重要なのがテルペンと呼ばれる一連の化合物です。テルペンは植物の香りを司る成分で、大麻草にはレモンの香り成分（リモネン）やラベンダーの香り成分（リナロール）が豊富に含まれます。そしてＣＢＤ製品の原料となる品種ごとに、含有されるテルペンやカンナビノイドのバランスが異なるのです。それぞれの香り成分には、薬効があることが知られており、これを活用する治療法として知られているのが植物のエッセンシャルオイルを使ったアロマセラピーです。

精製されたCBDだけを含む製品のことを専門用語でアイソレートと呼びます。一方、様々な微量成分を含む製品はフルスペクトラムやブロードスペクトラムと呼ばれ、これらはアロマセラピーのような側面も持つのです。

④1＋1＝3のアントラージュ効果

さらに重要な点は、これらの成分同士が相乗効果を示すのではないかと考えられていることです。実は、大麻草の成分を医薬品として研究していく過程で、単一の成分だけを取り出して製品化しようという試みは良い結果を生み出せずにいるのです。つまり、CBD製品も天然の植物に含まれる成分バランスを保ったままの方が、薬としての機能において優れているわけです。これは大麻草がもともと漢方で使われる生薬であることを考えるとしっくりくるかもしれません（漢方薬というのは通常、複数の生薬を併せて使用することで独自の薬効が立ち上がる仕組みになっています)。もしくはカレーライスを想像してください。カレーというのは数々のスパイスを調合することで味のハーモニーを生み出しています。CBDというのはカレーにおける唐辛子のようなものです。唐辛子だけでも使い道は色々とあるのですが、カレーと唐辛子では人体の内側における振る舞いが異なります。

大麻草に含まれる様々な成分が1+1=3として相乗的に機能することを、専門用語でアントラージュ効果と呼びます。つまり、CBDなどのカンナビノイドには従来のアロマセラピーの効果を高める作用があるのです。

アントラージュ効果の研究成果

フルスペクトラムのCBD製品を用いることによる具体的なメリットの一つ目が、アイソレートでは得られない治療効果です。例えばてんかんに関して、イギリスの医療大麻データベースでは、ＣＢＤアイソレートで発作が抑制できた患者さんは31・6％であったのに対して、フルスペクトラムＣＢＤ製品では94・1％で発作抑制が得られました(2)。

二つ目のメリットは必要量の軽減です。ＣＢＤアイソレートを使用するてんかん患者は平均して24㎎／㎏／ｄａｙのＣＢＤを摂取していました(3)。

一方で、フルスペクトラムＣＢＤ製品であるシャーロッツウェブのＣＢＤオイルを使用する団体の報告では、ユーザーの平均ＣＢＤ使用量は２㎎／㎏／ｄａｙでした。二つを単純比較することはできませんが、必要な用量に関して大きな差があることは間違いないでしょう。その他にも近年の動物実験にて、ＴＨＣ：０・２％を含有するＣＢＤ製品は、ＣＢＤの生体内利用率が10～20％高いことが示されています(4)。

そして三つ目のメリットは用量調整が安易になることです。ＣＢＤアイソレートの抗炎症作用はベルカーブ曲線を取る（過ぎたるは及ばざるが如し）一方で、フルスペクトラムＣＢＤは用量依存性に効果が高まることが２０１５年にヘブライ大学の研究者らによって報告されています[5]。

［参考文献］

(2) https://www.thieme-connect.com/products/ejournals/abstract/10.1055/a-2002-2119

(3) pubmed.ncbi.nlm.nih.gov/34287833/

(4) pubmed.ncbi.nlm.nih.gov/37337087/

(5) https://www.scirp.org/journal/paperinformation.aspx?paperid=53912

PART2

CBDの正しい活用法

気になる用法・用量

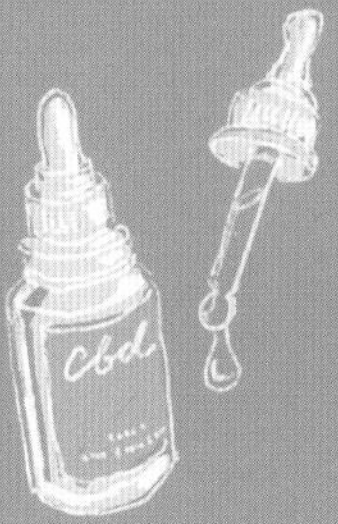

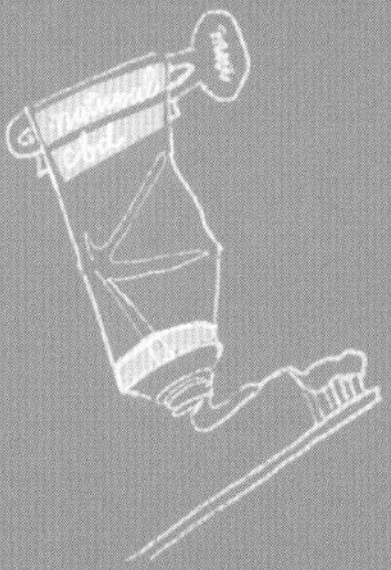

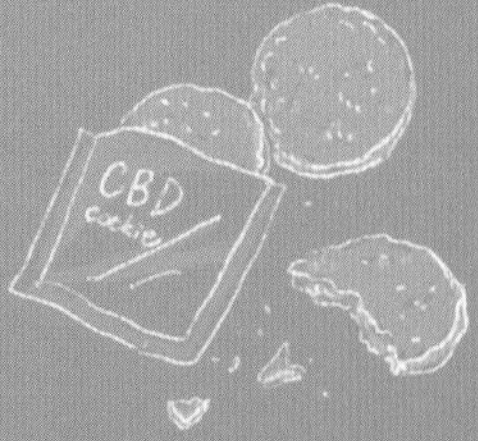

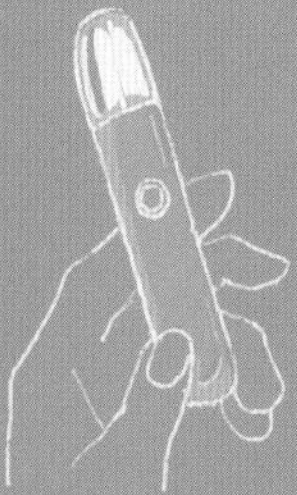

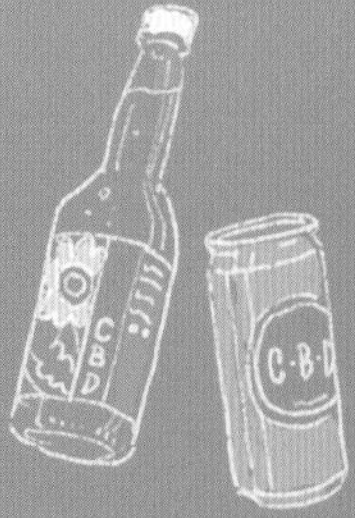

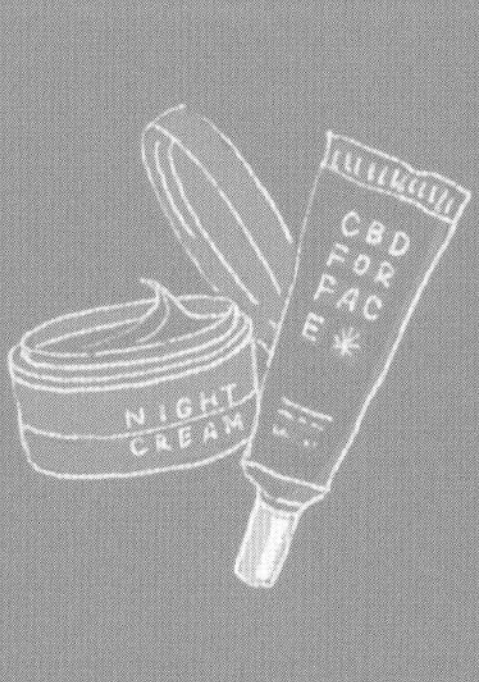

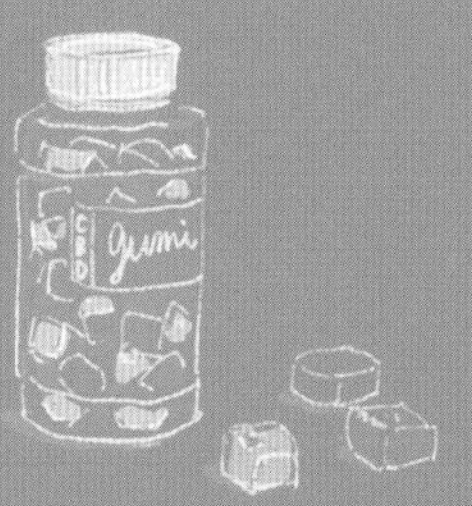

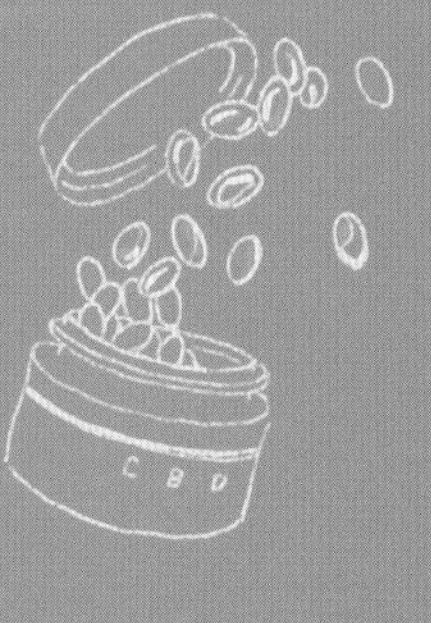

目的に合わせて適切な製品を

4つのタイプからセレクト

一言でCBDと言っても、①CBDオイル、②食品・飲料、③Vape・喫煙製品、④クリーム・バームなどの塗布剤・化粧品など、様々なタイプが存在します。最適な製品を見つける上で大切なことは、どんな目的でCBDを使用するのかをはっきりさせておくことです。用途によって適切な剤形や摂取量は異なります。

①CBDオイル

◉目的：メンタルや全身の病気

◉吸収経路：舌下吸収

CBD製品のうち、最も基本的なのはオイル製品です。

大麻草から抽出されたCBD単体（アイソレート）は白い粉ですが、これは脂溶性成分であり水には溶けません。粉のまま摂取することも可能ですが、食用油に溶かして摂取した方が、吸収効率は高まるのです（ほうれん草はバターでソテーした方が、栄養素を吸収しすいと言われていますが、それと同じ理由です）。

ＣＢＤオイルはドレッシングのようにして食べることもできますし、肌に塗ってもいいのですが、最もコスパの良い摂取方法は舌下にオイルを垂らして１分ほど置いてから飲み込むこととされています。そうすると舌下にある静脈からＣＢＤが吸収され全身に行き渡るのです。これを舌下吸収と言います。これはＣＢＤに限った方法ではなく、例えば心臓の血管を拡張させる薬（ニトログリセリン）も同じような使い方が推奨されています。

オイル製品はメンタルや全身の病気の選択肢となります。お薬としてのＣＢＤというイメージです。どんな製品にするか迷ったら、オイル製品を選ぶのが良いでしょう。

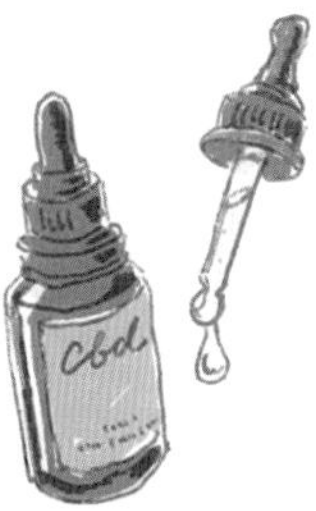

舌下吸収の方法

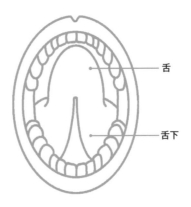

舌の下にオイルを垂らし、1分そのままの状態をキープ。
その後、唾液と一緒に飲み込む。

②食品・飲料

◉目的：体調維持・気分転換

◉吸収経路：経腸吸収

一方で皆さんが手に取りやすいＣＢＤ製品はグミやクッキー、チョコレートなどの食品やＣＢＤドリンクかもしれません。近年では、デパートの催事場でＣＢＤチョコレートが扱われていますし、ＣＢＤを含有したドリンクは自動販売機でも売られています。

これらの食品・飲料に含有されたＣＢＤは口から胃を通過し、小腸から吸収されます。これを①の舌下吸収と対比させるために、経腸吸収と呼びます。カプセル製品も吸収のメカニズムとしてはこちらに分類されます。舌下吸収との違いは、吸収されたＣＢＤが循環する経路にあります。腸から吸収されたＣＢＤは、全身を巡る前に肝臓に運ばれます。肝臓は〝処理工場〟であり、様々な栄養素を分解します。ＣＢＤも例外ではなく、肝臓に入った時点でそ

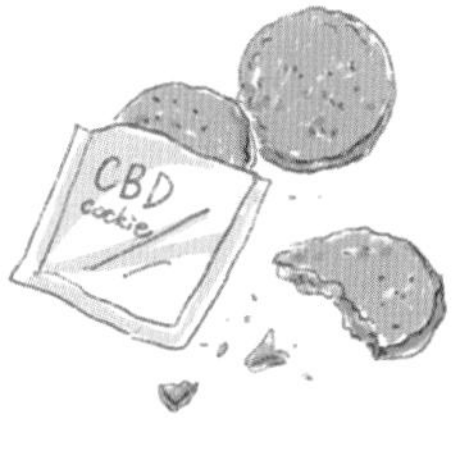

の大半が処理されて活性を失ってしまうのです。これを薬学の専門用語で「初回通過効果」と呼びます。

一方、舌の静脈から吸収されたＣＢＤは肝臓に入る前に全身の組織を一周回ってくることができます。そのためＣＢＤの効きが速くなり、血中濃度も相対的に高くなります。つまり舌下吸収では初回通過効果を避けることができるのです。仮にですが、肝臓に流入したＣＢＤが50％分解されるとしたら、同じ量のＣＢＤを舌下投与することによって理論上のコストパフォーマンスは2倍に高まります。これが、舌下投与が推奨される理由です。

食品・飲料は、具体的な症状はないけれど体調維持に使用したい場合や、気分転換などのレクリエーション目的にはふさわしいでしょう。これはサプリメント、嗜好品としてのＣＢＤというイメージです。また自分に必要なＣＢＤの量が少量（50㎎／ｄａｙ以下）ということがわかれば、グミなどの手軽な製品を選択するのは合理的です。

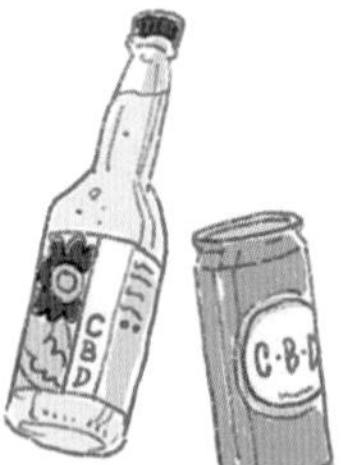

初回通過効果

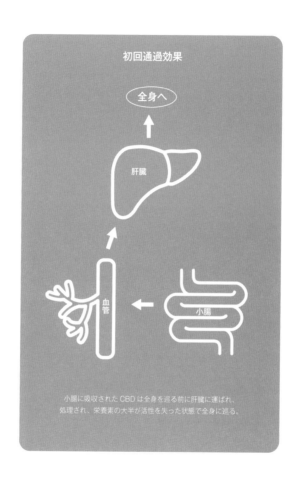

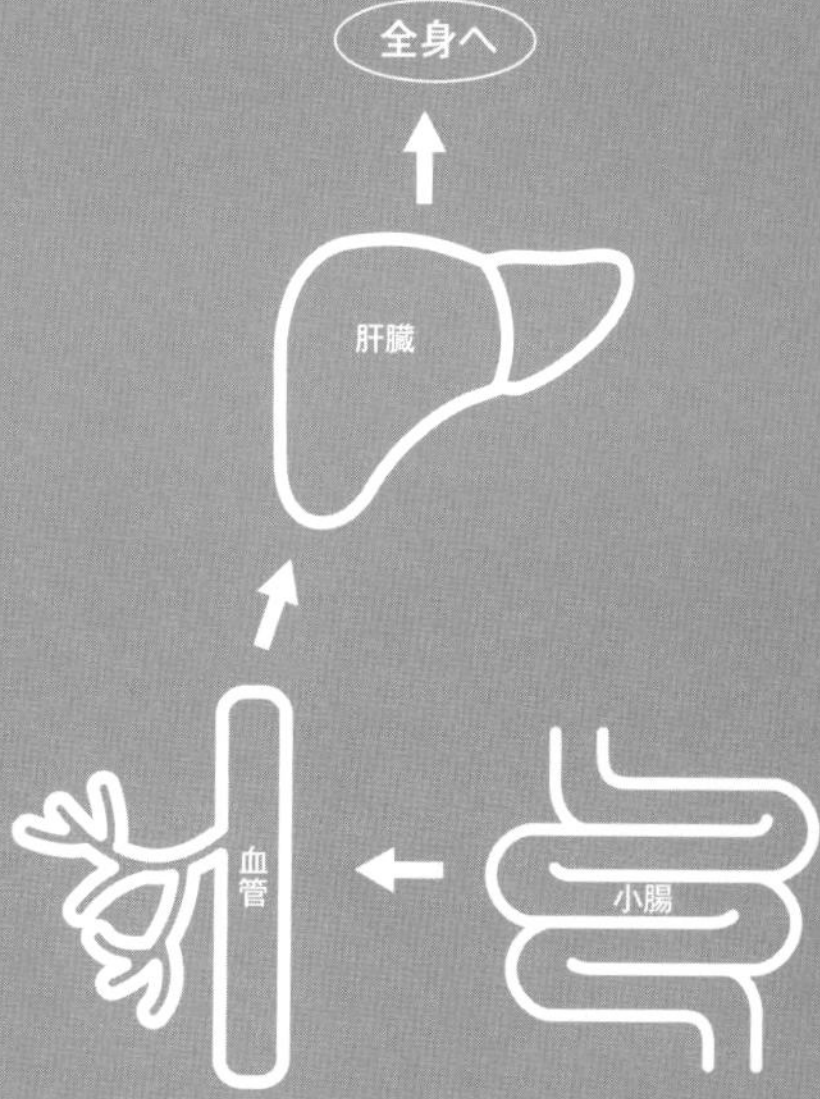

小腸に吸収されたCBDは全身を巡る前に肝臓に運ばれ、
処理され、栄養素の大半が活性を失った状態で全身に巡る。

③Ｖａｐｅ・喫煙製品

◉目的：リラックス＆即効性が必要とされる症状

◉吸収経路：系肺吸収

ひょっとすると食品よりもさらに人気があるのが電子タバコ（Ｖａｐｅ）製品かもしれません。

これはＣＢＤを希釈させた溶液（リキッド）を熱で気化させて吸入するタイプの摂取法です。また大麻草が合法な地域では、ＣＢＤを含む大麻草の花穂をタバコのようにして燃やして成分を吸入するのが一般的です。日本でも一度抽出したＣＢＤをモリンガなどの別の植物片に吹き付けたものをタバコのように巻いた〝ＣＢＤジョイント〟と呼ばれる製品が流通しています。

これらはいずれも、肺の細かい血管からＣＢＤを吸収することになります。系肺吸収も舌下吸収と同じく、初回通過効果を避けることができます。血中濃度のピークと効果が立ち上がる速度は、舌下吸収よりもさらに速まります。

一方で効果の持続時間は短くなるのがこれらの製品の特徴です。

Ｖａｐｅ製品は速やかに作用するので、パニック発作や偏頭痛などのすぐに効いてほしい症状の緩和を目的として使用するには理にかなっています。またタバコの禁煙などのシチュエーションでもうってつけと言えるでしょう。

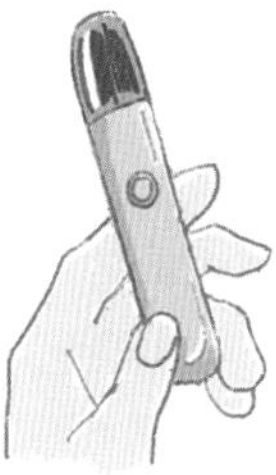

Vape・ジョイント製品の懸念と問題点

Vape製品にはメリットもありますが、医療目的に使用する場合の優先度はその他の剤型の製品より低くなります（使ってはいけないわけではありません）。なぜなら長期的な安全性について未知の部分が大きいからです。

日本より一足先にVape製品が流行した北米では、2019年から2020年にかけてVapeを使用する若者に謎の肺炎が続発し大きな社会問題となりました。一時は大麻成分が悪者にされかけたこの騒動で、最終的な"犯人"として特定されたのはビタミンEアセテートという添加物でした。

この成分はCBDやTHCなどの脂溶性の有効成分を溶かすための希釈剤として使用されていたのです。ビタミンEアセテートは食品としての安全性は確立されていますが、これを熱で気化させるとケテンと呼ばれる成分が発生し、これが肺から吸収される過程で肺炎を引き起こしたようです。ここから学ぶべき教訓は、"ビタミンEアセテートが入っていなければ大丈夫"ということではなく"食品として安全なものが必ずしも気化吸入しても無害とは限らない"ということでしょう。

食品や化粧品については日本の法律はそれなりに厳しい成分規制が設けられていますが、雑貨として流通しているVapeに関しては一切のルールが設定されておらず、製品の安全性は販売業者の良心に頼っているというのが現状です。幸いにして現在、日本国内で流通しているVape製品で急性の肺障害が起きたという報告を私は耳にしたことがありません。しかし何十年も吸い続けることについての安全性については現時点では誰もわからないというのが正直なところです。Vape製品を選ぶ際には、なるべく香料や添加物が含まれていないものを選択しましょう。

ＣＢＤジョイントなどの喫煙製品についても、ＣＢＤを液体にして植物片に吹き付ける過程では何らかの添加物が使用されているでしょうし、これがどのような成分であるのかはほとんどの製品で開示されていません。また植物片を燃焼させることによってタールなどの有害な成分が発生するのは間違いありません。

④クリーム・バームなどの塗布剤・化粧品

◉目的：肌トラブル、筋肉・関節の痛み

◉吸収経路：経皮吸収

その他には皮膚に塗るタイプの製品が人気です。これらに含有されたCBDは皮膚から直接吸収されます。これを経皮吸収と言います。肌に塗ったCBDは皮膚や直下の関節、筋肉に直接作用しますが、その他の摂取方法と比べて全身の組織に行き渡る割合は限りなく低くなります。これはメリットでもあり、デメリットにもなります。血中濃度には影響しないので、その他の処方薬との飲み合わせなどを気にする必要はありません。一方で、メンタルの症状やてんかんなどの脳が原因となる病気、全身性の病気・症状に対して、CBDの塗り薬は理論上、効果はありません。塗り薬は肌のトラブルや筋肉痛、関節痛などの直接患部に塗布可能な症状に対してはふさわしい選択肢となります。

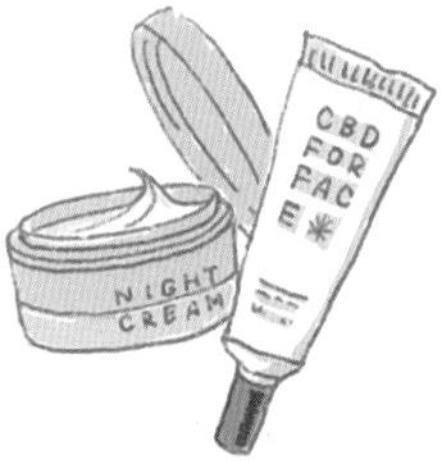

安心・安全な製品の選び方

・含有成分の違いを意識しましょう

製品を選ぶ上で重要となるのはCBD以外の微量成分の配合です。CBDだけを含有する製品は専門用語でアイソレートと呼ばれます。アイソレートの対義語となる概念がフルスペクトラムです。フルスペクトラムは、微量栄養素がそのまま含まれており薬効が高いと考えられています。例えるならフルスペクトラム製品が玄米で、アイソレートは白米のようなものです。しかし、ここに法律の壁が立ちはだかります。フルスペクトラム商品には微量のTHCが含有されるために日本国内では販売が難しいのです。この問題を解決するためにフルスペクトラム製品からTHCだけを除去した製品はブロードスペクトラムと呼ばれます。これは7分付き米のようなものです。

本来のブロードスペクトラムとは、大麻草が含む数々の成分からTHCだけを取り除き、それ以外の成分は保たれている製品を指します。つまり〈フルスペクトラム－THC〉という引き算で製造されるのです。

しかし言葉の定義が曖昧であるために、実際にはアイソレートにその他の植物から採取したテルペンを足して作られた製品もまた、ブロードスペクトラムとして販売されています。一言にブロードスペクトラムと言ってもA社の製品とB社の製品では構成要素が全く異なり、理論上は薬効も違ってくるはずです。

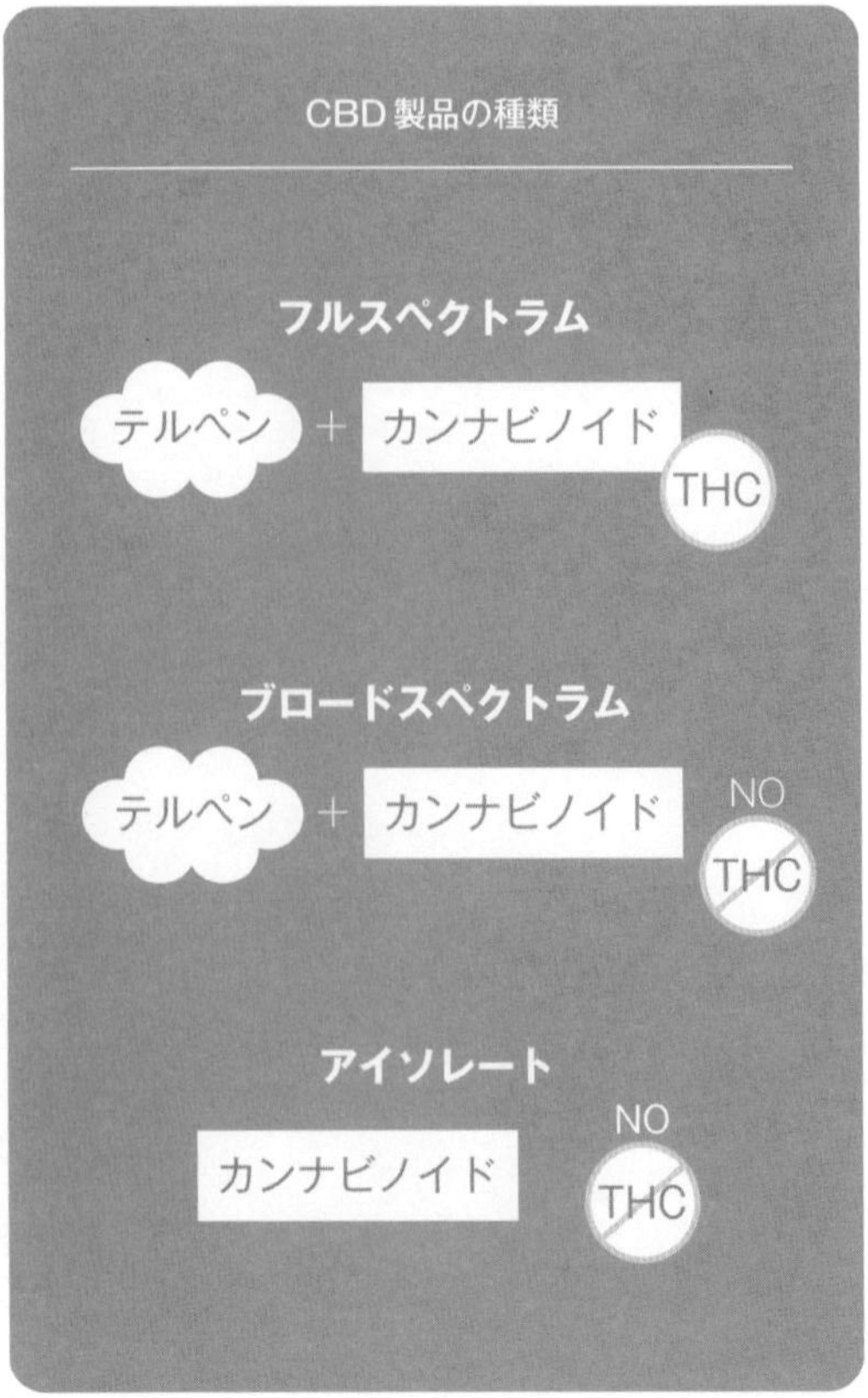
CBD製品の種類
フルスペクトラム
テルペン
+
カンナビノイド
THC
ブロードスペクトラム
テルペン
+
カンナビノイド
NO
THC
アイソレート
カンナビノイド
NO
THC

・成分分析表を確認しましょう

どのような成分が入っているのかを知るためには成分分析表をチェックしましょう。ＣＢＤは日本に輸入する際に、成分分析検査の結果を提出することが義務付けられています。その検査結果にはＣＢＤ以外のカンナビノイドやテルペンがどのような割合で含有されているか記載されています。正当な事業者は分析結果を確認できるように公開したり、製品に分析表のコピーを同封して送ってくれますので気になる場合は問い合わせてみましょう。

・濃度とキャリアオイルを確認しよう

しばしば「濃い方が良く効くのでしょうか」と質問を受けますが、重要なのは製剤の濃度ではなく摂取するＣＢＤの成分総量です。例えば濃度10％のＣＢＤオイルを１㎖（≒１０００㎎）内服するのと、５％の製剤を２㎖内服するのとでは、摂取しているＣＢＤの成分量は同じであり、理論上同様の効果を期待できます。利便性を考えると10〜20％のものがお勧めです。

ＣＢＤを溶かす食用油の種類にも相性があることがわかってきました。ＣＢＤの吸収効率が最も良くなるのはオリーブオイルもしくは太白ごま油です。太白ごま油は焙煎する前のごまを絞って採られる油で、無味無臭。一般的なごま油のような風味がないので、使いやすくてお勧めです。逆に最も吸収効率が悪かったのはＭＣＴオイルでした。ＭＣＴオイルは身体に良いというイメージがあり、既製品でもキャリアオイルとして採用しているものが多数ありますが、コスパの観点からお勧めしません。

・専門店で購入する

都市部には様々な企業のＣＢＤ製品を並べた〝ＣＢＤのセレクトショップ〟

とても呼ぶべき専門店ができています。多くの場合、専門店は自分達の扱う商品を吟味して選択していますし、知識のあるスタッフが相談に乗ってくれますので、ネットでの購入に不安がある場合は足を運んでみることをお勧めします。一方でドン・キホーテなどのディスカウント量販店でもCBD製品は販売されていますが、品質や保存状態の点からお勧めしません。

・トンデモ商品に手を出さない

CBDブームが加熱したために、世間にはCBDを添加したあらゆる商品が流通しています。中には効果が疑わしいものも存在します。その代表格がCBD含有の石けんやシャンプー類です。入浴の際にシャンプーや石けんが皮膚に触れている時間は数分です。吸収効率を考えると、クリームでなくあえて石けんを選ぶメリットは乏しいでしょう。その他にもCBDキャンドル、

ＣＢＤまくら、ＣＢＤトレーニングウェアなどはいずれも薬理作用は期待できないでしょう。効果があったとしたら、それは気分的な影響（プラセボ効果）です。ＣＢＤ化粧品などについても含有量が明記されていないものに関しては、薬効が得られるほどの量は含まれていないと考えるべきです。

・国産ＣＢＤにご用心

ネットショッピングで頻繁に見かけるのが〝安心の国産〟という売り文句ですが、これには注意が必要です。皆さんは日本ワインと国内製造ワインの違いをご存知でしょうか？ 日本の畑で栽培され、日本で醸造されたワインは日本ワインと呼ばれる一方で、海外から濃縮果汁や原料ワインを輸入し日本の工場でボトリングされたものは国内製造ワインと呼ばれます。

本書を執筆している２０２３年４月時点で、日本の畑で作られた大麻草から抽出されたCBD製品は存在しません。国産や国内製造を銘打っている製品も全て、原料となる大麻草は海外の畑で栽培されています。

重要なのはボトリングした工場の場所ではなく原料を栽培した畑の場所です。あえて〝国産〟を強調し日本国旗を貼り付ける背景には、生産地から目を背けようとする意図がないでしょうか。そういう製品は避けた方が無難です。

・顔の見えないブランドは要注意

巷で流通しているCBD製品は玉石混合です。検査に出してみるとCBDが全く含有されていないということも過去にはありました。どうやって信頼できる製品を選べばいいのでしょう。ネットではCBDと検索すると、星の数ほどの製品がヒットします。CBD製品を扱う企業の数は年々増えているので私もその大半を把握できていませんが、長い期間、製品を取り扱っている企業や規模の大きな企業の方が信用できるという傾向はあります。
仮に設立したばかりの小さな企業でも誠実に向き合っている事業者は、経営者本人がＳＮＳなどで素性を明らかにしている場合がほとんどです。Googleで調べても素性がわからない企業の製品は避けるのが無難です。

・切実なケースは〝カンナビノイド医療患者会〟へ相談を

本格的な医療目的にＣＢＤを使用する場合、しばしば大量の摂取が必要となることがあります。そのような場合は〝カンナビノイド医療患者会（ＰＣＡＴ）〟への入会をお勧めします。これは私が仲間達と運営する任意団体で、会員はカンナビノイド製品を非営利価格で購入することができます。興味のある方はＱＲコードからアクセスしてみてください。

PCAT
ウェブサイト

効果を得やすいCBDの摂取法

・適切な用量は一人ひとり異なる

よく「どれくらいの量を摂取すればいいですか？」という質問を受けますが、残念ながら正解はありません。というのはCBDの作用は個体差が大きいからです。実際にCBDを分解する酵素の活性は人によって100倍の差があるそうです。これは例えるなら「今夜、私はどれくらいのビールを飲めばいいですか？」という質問と同じです。適切なお酒の量というのは個々人のアルコールの耐性、また、どれくらい酔いたいのかにもよります。大切なのは自分の身体の声に耳を傾けながら、自分にとって適切な量を探していくことなのです。

CBDの適切な摂取量を探していく上でのポイントは、なるべく客観的な評価を行うこと。そのためにもまずは使用目的となる症状をはっきりさせることをお勧めしています。その上で、毎日の記録をお勧めしています。日々のCBD摂取量と自分自身の症状の評価を10点満点で記録し、定期的に振り返ってみましょう。現実的には成人の場合で1日あたり20～50㎎程度から開始し、体感を確認しながら1週間ごとに同量ずつ増やしていく方法をお勧めしています。

・使用頻度は一日2回が基本

薬やサプリメント類はなるべく細かく使用した方が血中濃度は安定します。CBDの服用に関しては朝・夕の一日2回を推奨しています。忙しい場合や、眠気などで困る場合は一日1回でも構いません。

・摂取のタイミングは食後

ＣＢＤ摂取のタイミングに関しては、コスパの観点から食後をお勧めします。大麻専門コースを創設したことで知られるミシガン大学薬学部の研究チームが、過去のＣＢＤに関する44のデータセットを用いてシステマティック・レビューを行ったところ、食後の摂取がより高い血中濃度をもたらすことが示されました。

また２０２１年5月にはニューメキシコ州立大学とトレイト・バイオサイエンス社の研究チームの研究により、空腹時に摂取した場合の生体利用率が0・65％であるのに対して、食後は14％まで高まることが示されました。特に脂肪分を多く含む食事の後が、効率が良いようです。

・依存性と精神作用について理解しよう

ＣＢＤが大麻由来ということで、依存性についてよく質問を受けますが、これは心配ありません。ＣＢＤはアメリカや欧州でエピディオレックスという名前の医薬品になっています。これは当初こそドラッグストアで買える咳止めシロップと同じ扱いでしたが、２０２０年には乱用薬物一覧から除外されました。アメリカ政府が正式にＣＢＤには依存性・乱用性がないと認めたことになります。

精神作用についても多くの方が不安に思われるようです。ＣＢＤにはＴＨＣのような陶酔作用はありません。睡眠薬や抗不安薬の代わりに使われるように、軽い鎮静作用や眠気を催すことがあります。そのような精神作用を好まない方は無理せずに減量・服用中止をお勧めします。

・副作用について理解しよう

残念ながら副作用のない薬はありません。CBDに関して命に関わるような重篤な副作用は報告されていませんが、軽度の副作用として頻度が高いもの（＞10％）は以下が知られています。

消化器症状（下痢、食欲低下）、倦怠感、眠気、貧血、不眠、皮疹、体重減少、肝障害、脱力、口渇…など。CBDの使用開始直後からこれらの症状が出現する場合は、使用を中止し様子を見てください。カンナビノイド医療患者会のユーザー調査では、何らかの副作用を体感したのはユーザーの20％で、副作用で病院に受診した経験があるのは全体の2％でした。

現実問題として、気をつけなければならないのは処方箋薬との飲み合わせです。吸収されたCBDは肝臓で分解されますが、処理経路が重なる薬に関しては、ＣＢＤの分解に手間がかかる分だけ薬の分解が遅くなり、その薬の血中濃度が高くなることがあります。ＣＹＰ２Ｃ１９、ＣＹＰ１Ａ２、ＣＹＰ３Ａ４という代謝酵素で分解される薬については注意が必要です。特に血液をサラサラにするクロピドグレル、シロスタゾール、ワーファリン、イグザレルト（リバロキサバン）、エリキュース（アピキサバン）などの薬は効きすぎると出血事故に繋がるため気をつけましょう。

お医者さんに相談しづらい場合には、薬剤師さんに聞いてみることをお勧めします。皆さんが薬局でお薬をもらう際に、実は〝指導料〟という名目で相談料が徴収されています。「サプリメントを服用しているのですが、本日処方された薬の中にＣＹＰ２Ｃ１９、ＣＹＰ１Ａ２、ＣＹＰ３Ａ４で代謝される薬は含まれますか？」と質問してみてください（ＣＢＤの摂取量が１００mg／ｄａｙ以下の少量の場合はあまり気にしなくても良いでしょう）。

その他の注意点として、ＣＢＤの使用後は眠気を感じることが多いので車の運転には気をつけるようにしましょう。

・可能なら主治医の同意を得る

てんかんの発作予防やがん治療など、しっかりとした量のCBDを摂取する場合には、前述の併用薬問題があるので主治医にCBD服用について伝え、了解を得ておくことは重要です。外来受診の際に本書を持参し相談してみてください。とはいえ、お医者さんはサプリメントや健康食品については勉強していません。好意的なリアクションはもらいづらいことをあらかじめ理解しておきましょう。「ご自身の責任で服用されるなら構いません」と言ってもらえたら合格点です。

・最低1週間は続けよう

ＣＢＤの効果を得るためにはある程度の時間がかかるようです。これまでに行われた様々な研究結果を眺めて気がつくのは、ＣＢＤを一回だけ使用した研究は治療成績が良くないということです。言い換えると、一ヶ月以上の長期間にわたって使用し効果を検証している研究デザインの方が良い成果が得られています。ＣＢＤを服用し始めてから血中濃度が安定するには最短で1週間かかることが知られています。ですので、効果があるかどうかは1週間以上続けてから判断しましょう。

・全員に効果があるわけではないことを理解しよう

一番大事なことですが、ＣＢＤは全ての人に効果のあるサプリメントではありません。これは一般的な睡眠薬や痛み止めとは違うところです。やけどの痛みに対してロキソニンは確実に効果がありますし、ベンゾジアゼピン系の睡眠薬は初日からほぼ必ず眠気をもたらしてくれます。一方でＣＢＤは継続や服用量の探索が必要ですし、人によっては全く効果がないこともあります。正しい方法で試してみて効果があれば継続し、効果がなければ止めるというのも重要な選択肢です。

・止めるタイミングについて

ＣＢＤの使用によって症状が良くなったら、服用をやめても大丈夫ですか？という質問もしばしば頂きます。残念ながら、答えはＮＯです。一般的に世の中の治療は根本治療と対症療法に分類されます。根本治療というのは病気の原因を取り除く治療法で、外科手術や抗生剤での治療などのことです。一方、対症療法というのは症状を抑えるための治療のことで、病院で処方される薬のほとんどは対症療法に分類されます。

残念ながらＣＢＤも対症療法の一種ですので、病気の原因が解決しない限り、使用を止めれば症状は再発すると考えられます。効果が乏しい場合には服用中止を考えるべきですが、その際は徐々に減らすのではなくスパッと中止して問題ありません。

・保存は冷暗所、開封後は3ヶ月以内に

研究の結果、開封後のCBDオイルは半年経つと成分の90％が変性してしまうことが知られています。なるべく3ヶ月以内に使い切りましょう。また未開封でも常温に置かれたCBDオイルは1年後には成分の半分が変性してしまいます。まとめ買いはせず、こまめに新調し、未開封製品も冷蔵庫で保存してください。

CBDの保管環境と変性速度

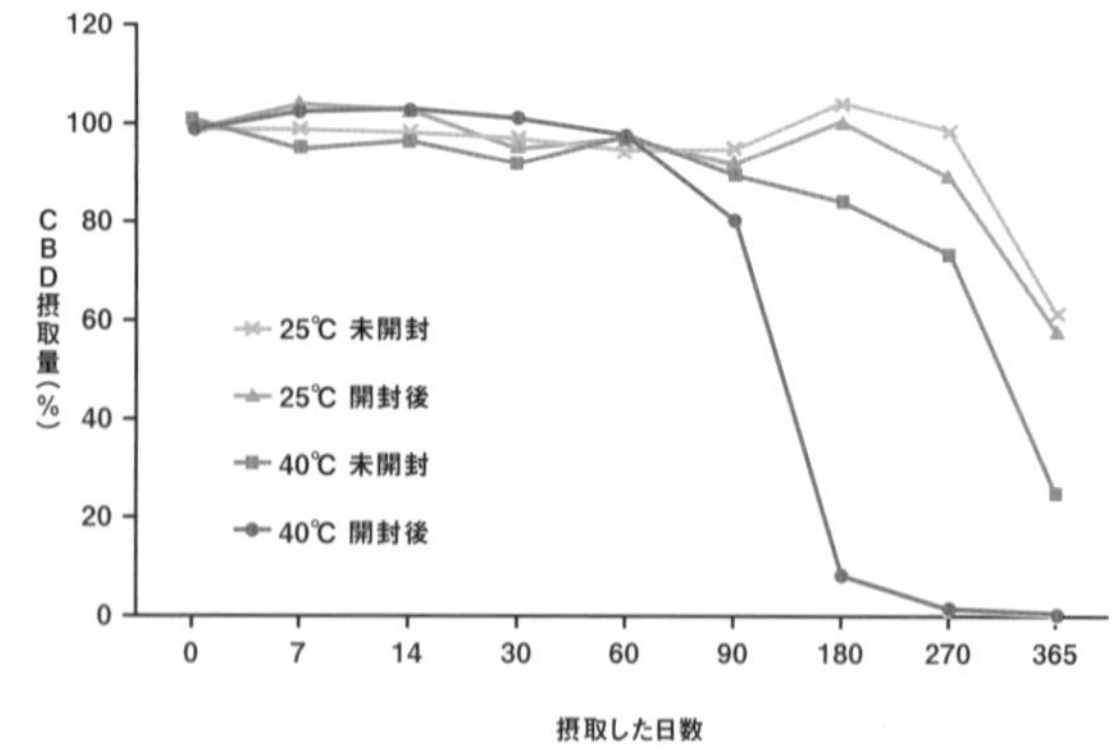

出典：『Stability Study of Cannabidiol in the Form of Solid Powder and Sunflower Oil Solution』（Ema Kosović,David Sýkora,and Martin Kuchař／2021 Mar 19.）

希釈オイルとCBDの吸収率

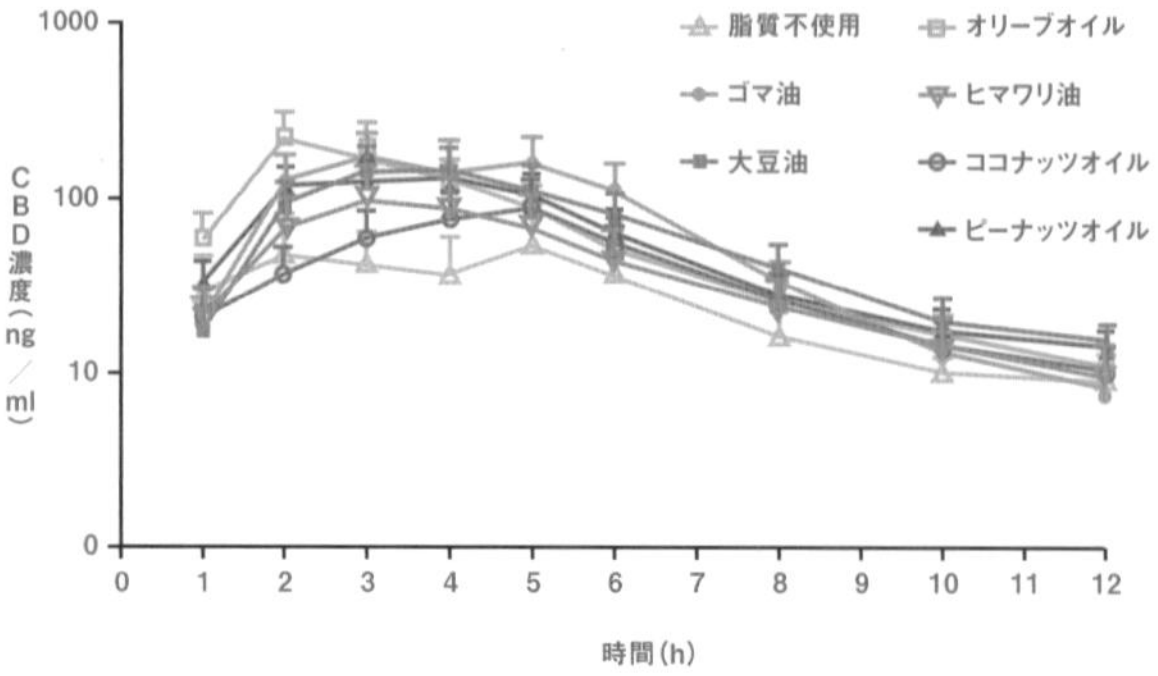

出典：『International Journal of Pharmaceutics Volume 624』（2022 August 25.）

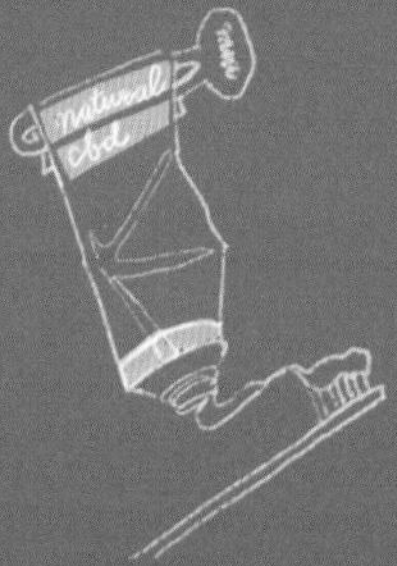

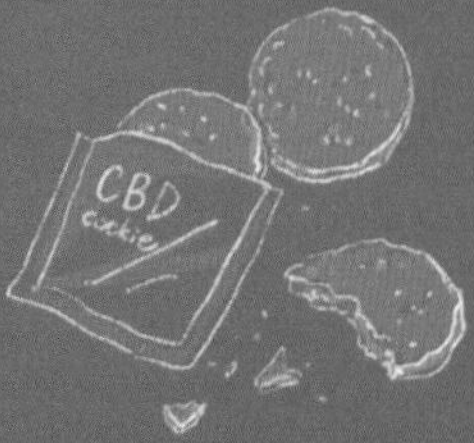

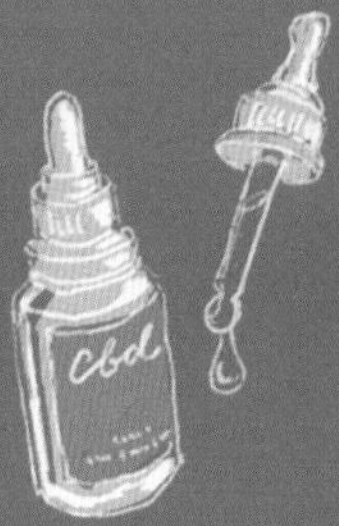

PART 3

心の不調とCBD

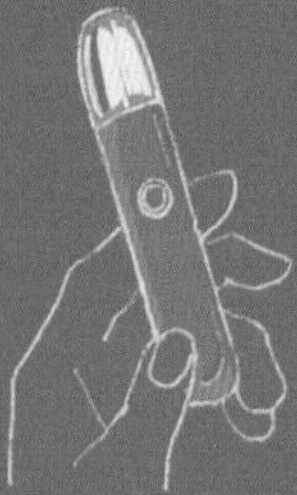

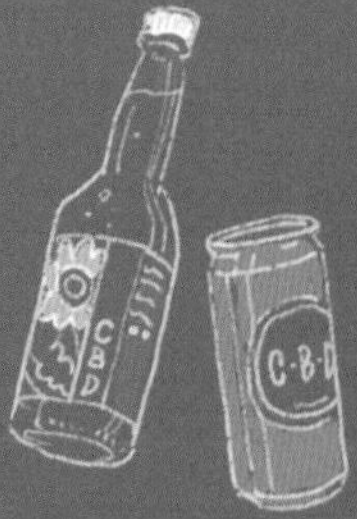

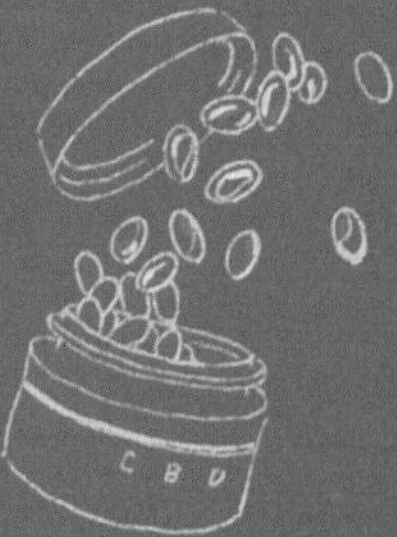

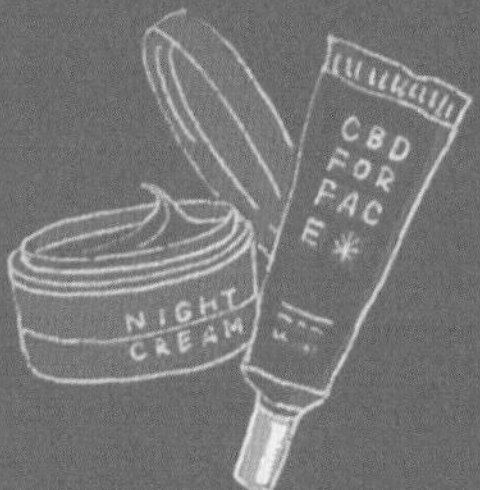

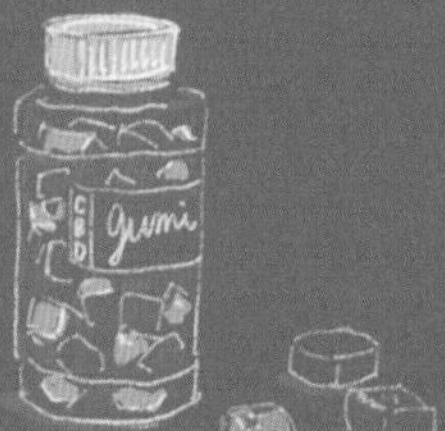

大切なのは適量を自分で探ること

本章と次章ではＣＢＤの効果が期待できる病気や症状について、研究データや体験談をベースに紹介していきます。取り扱うのは人を対象とした調査が行われている病気に限定しました（培養細胞やマウスを使った実験も含めればより多くの病気について語ることができますが、動物で正しいことが人にも当てはまるとは限りません）。

大事なことなので再度強調しますが、〝効くという研究結果がある〞ということは、全ての患者さんにとっての効果を保証するものではありません。また研究で用いられている用量は一つの参考値であり、個々人で調整が必要なことは覚えておいてください。

それぞれのＱＲコードからは解説動画や体験談へアクセスできます。より詳しい情報を知りたい場合はご活用ください。

主な用途は不安・不眠・うつ

長く続く辛い症状に、試してみる価値あり

ＣＢＤのユーザーがどんな目的で製品を使っているかを調べたところ、上位にランクインしたのは不安、不眠、うつ症状などのメンタルヘルスの問題でした。これは日本だけでなくアメリカやイギリスでも似た傾向です。多くの人が使い続けているということは、それなりの効果が期待できると考えていいでしょう。心の病気は現代医学が苦手とする領域です。

辛い症状が一ヶ月以上続いているなら、ＣＢＤを試してみる価値があります。メンタルヘルスの症状に対して治療の基本となる剤形はオイルです。定期的な摂取が重要になるので、使いやすさも大切です。少量で効果が実感できる場合はグミなどの食品やカプセルも良い選択肢でしょう。またパニック発作の対応や禁煙補助にはＶａｐｅが適していると思われます。

CBD ユーザーの使用目的

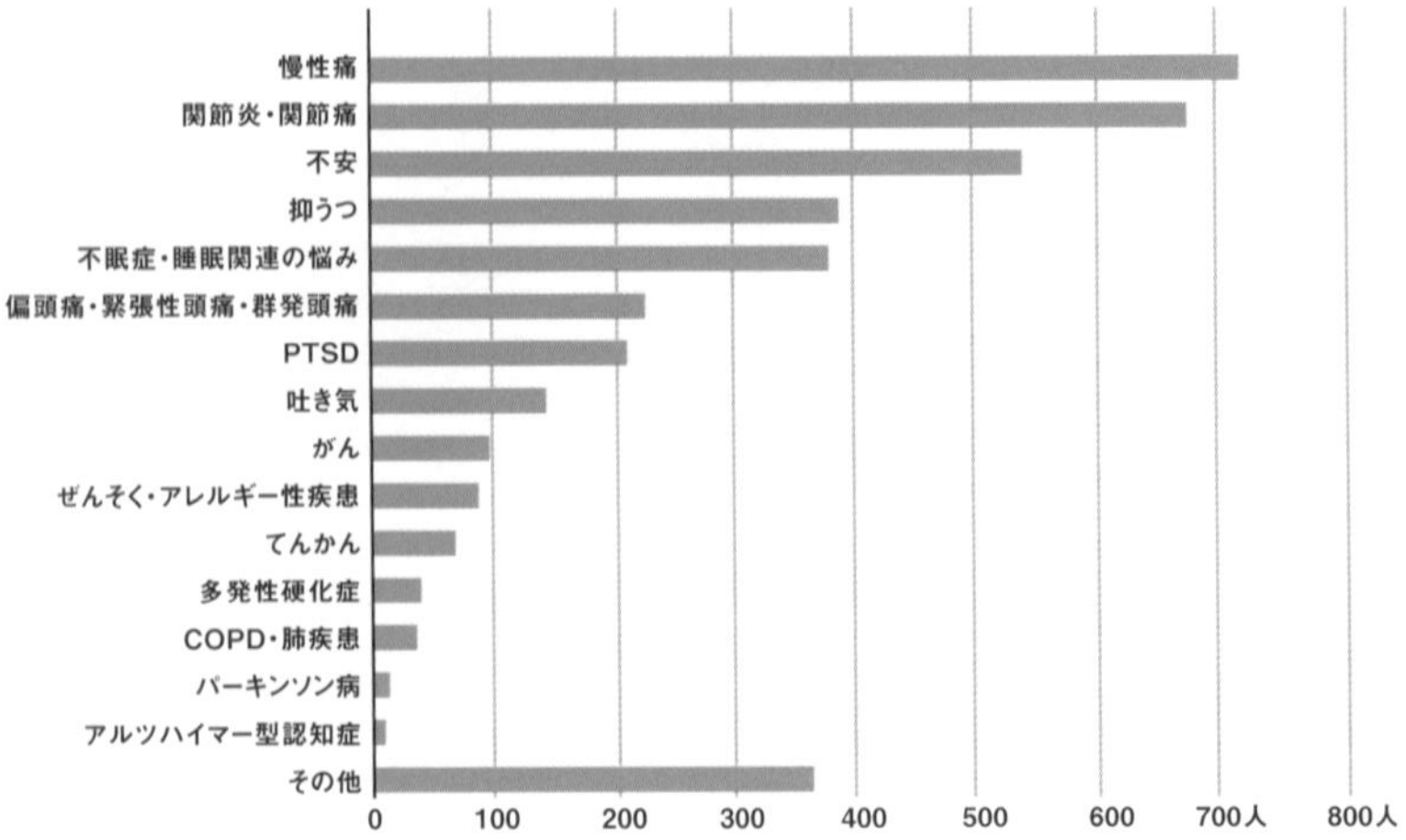

慢性痛
関節炎・関節痛
不安
抑うつ
不眠症・睡眠関連の悩み
偏頭痛・緊張性頭痛・群発頭痛
PTSD
吐き気
がん
ぜんそく・アレルギー性疾患
てんかん
多発性硬化症
COPD・肺疾患
パーキンソン病
アルツハイマー型認知症
その他
0
100
200
300
400
500
600
700人
800人

症状別CBDとメンタルヘルス

・睡眠障害

日本では成人の30～40％が何らかの不眠症状を抱えています。メンタルヘルスの病気の大半が不眠から始まることを考えると、良質な眠りを維持することは心を整える上での基本です。

CBDの用途のうち、最も一般的なのは睡眠の改善です。特に不安を伴う不眠症状に対しては一定の有効性が示されています。国内ユーザー調査では不眠の重症度はCBD使用開始の前後で平均して69／100点から29／100点へと改善しています。その他にカンナビノイド医療患者会のユーザー調査では、メンタルヘルスに対してCBD製品を使用する20名のうち、35％が著しい改善を、40％が軽度の改善を自覚していました。不眠の解消には夕食後～就寝前に摂取するのが良いでしょう。摂取量については研究デザインごとに25～８００mg／ｄａｙまで様々であり結論は出ていません。[1]

初回から効果が感じられるものではないので、しばらく継続することが大切です。

また重要なことは、睡眠薬と違って全員に対して効果があるわけではない点です。少量のＣＢＤは覚醒作用があるという報告があり、コロラド州の統合医療クリニックの研究によると４人に１人は目が冴えてしまい眠りづらくなったそうです。そのため自分自身の身体の声に耳を傾けながら、20mg／ｄａｙ程度の少量から少しずつ増量していくことをお勧めします。併せて、睡眠アプリ（無料のものもリリースされています）などを使用して、眠りについての記録を行いましょう。

不眠とCBD服用量に
関する研究成果（動画）

＋αの心がけ～睡眠の質編～

□毎日同じ時刻に寝る
体内時計がリセット。睡眠の質が向上します。

□睡眠環境を整える
寝室は静かで暗く、適度な温度に保つことが重要。

□ストレスを減らす
瞑想などでストレスを軽減することも有効。

□カフェインやアルコールを控える
特に寝る前の数時間は、これらの摂取を避けましょう。

□必要以上の昼寝を控える
夜間の睡眠を妨げることがあります。

□適度な運動を取り入れる
ストレスを緩和し、睡眠の質を向上させます。

□食事と睡眠の関係を理解する
夕食は就寝の２～３時間前までに済ませましょう。

□寝る前はリラックス
読書などがお勧め。スマホやパソコンはNG。

□朝日を浴びる
体内時計がリセット。眠りやすくなります。

□睡眠専門家に相談する
不眠症が長期化している場合、適切な治療法を。

・不安障害

不安障害は、過度の不安や恐怖を引き起こす精神障害の一種で、以下のようにいくつかの主要な種類があります。

全般性不安障害（GAD）：長期間にわたる過度の不安、心配、緊張感。日常生活での業務や出来事に対して不釣り合いな不安を感じることが特徴。

パニック障害：突然の恐怖感や不安に襲われるパニック発作。心拍数の上昇、息切れ、発汗、めまいなどの身体的症状を伴うことが多い。

社交不安障害（社会不安障害）：社会的状況において過度の不安や恐怖を感じる。他人との交流やパフォーマンスを行うことを避ける傾向がある。

強迫性障害（OCD）：強迫的な思考や行動が繰り返される。清潔さや秩序に対する過剰なこだわりや、特定の行動を繰り返す衝動がある。

これらの不安障害や、より軽度の不安に対して、CBDは頻繁に使用されれ

CBDは不安・不眠に効くのか？（動画）

ています。国内のＣＢＤユーザー調査ではＣＢＤ使用開始の前後で、不安の重症度は70／１００点から33／１００点へと改善したことが報告されています。またカンナビノイド医療患者会のユーザー調査では、メンタルヘルスに対してＣＢＤ製品を使用する20名のうち、25％が著しい改善を、35％が軽度の改善を自覚していました。不安に対するＣＢＤの摂取量・頻度については、コロラド州の統合医療クリニックから25㎎／ｄａｙのＣＢＤを一日１回、朝食後に使用する方法が提案され

+αの心がけ～不安編～

- □ 規則正しい睡眠、食生活を心がける
- □ 適度な運動を習慣化する
- □ マインドフルネスや瞑想を取り入れる
- □ 優先順位をつけて時間管理を行う
- □ 休息やリラクゼーションの時間を確保する
- □ 周囲とのコミュニケーションを大切にする
- □ 自分に対する期待値を適切に設定する
- □ 感謝の心を持ち、日々の小さな幸せに目を向ける

＼強迫性障害に医療大麻が効く（動画）／

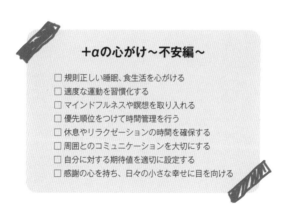

ています。一日に20～30mg程度から開始し、症状を見ながら少しずつ増量していくことをお勧めします。またパニック発作などの突然の症状に対応するためにはＶａｐｅを常備しておくことをお勧めします。

・うつ病

うつ病は、気分が持続的に沈んでいる状態で、エネルギーの低下、興味喪失、無気力、集中力の低下などが特徴です。日本では、約４００万人がうつ病に罹患していると推定されており、男性よりも女性に多く見られます。一般的な治療方法には、抗うつ薬、心理療法（認知行動療法や対人関係療法など）、そして重度の場合には電気けいれん療法（ＥＣＴ）などがあります。抗うつ薬の効果には個人差があり、著効するのは3～4人に一人程度です。

ＣＢＤのうつに対する効果の研究は始まったばかりですが、２０２２年にはポーランド・ポズナン大学の研究チームによるオンラインアンケート調査の結果が報告されています。調査にはうつ症状に対してＣＢＤを使用する90名が回答し、約62％が自己治療後にうつ病の症状が軽減されたと報告しています。ＣＢＤの使用量は回答者によって異なり、39％は1日あたり１～50㎎、９％は１日あたり51～１００㎎、９％は１日あたり１０１～１５０㎎、３％は１日あたり１５１～２００㎎、２％は１日あたり２００㎎以上を使用していました。[2]

うつ病の治療に１００㎎／ｄａｙ以上のＣＢＤを使用する場合は、処方薬との相互作用に注意が必要です。左記の抗うつ薬は血中濃度が上昇する可能性があります。場合によってはセロトニン過剰（セロトニン症候群）などを引き起こす恐れがあるので主治医に相談の上で使用することをお勧めします。

うつ病と医療大麻・CBD（動画）

うつ病で処方される薬の種類

CYP2C19で代謝される抗うつ薬：エスシタロプラム（レクサプロ）／セルトラリン（ジェイゾロフト）

CYP3A4で代謝される抗うつ薬：イミプラミン（トフラニール）／アミトリプチリン（トリプタノール）／ノルトリプチリン（ノリトレン）／クロミプラミン（アナフラニール）／パロキセチン（パキシル）／ベンラファキシン（イフェクサー）

CYP1A2で代謝される抗うつ薬：フルボキサミン（デプロメール、ルボックス）／イミプラミン（トフラニール）／アミトリプチリン（トリプタノール）／トラゾドン（レスリン・デジレル）

＋αの心がけ～うつ編～

睡眠

□寝る前のリラックス習慣
（例：入浴、読書、アロマセラピー）
□就寝時間と起床時間を一定に保つ
□就寝前後のスマホや PC の使用を控える

食事

□オメガ -3 脂肪酸（魚、ナッツ類）を摂取
□ビタミン B 群（全粒粉、緑黄色野菜）を摂取

運動

□ウォーキング、ジョギング、ヨガなどの有酸素運動を週に 3 ～ 5 回、30 分ほど

ストレス管理

□瞑想や深呼吸の練習を日常的に取り入れる
□自分に合ったリラクゼーション方法
（音楽を聴く、絵を描く、庭仕事など）を見つける

ソーシャルサポート

□友人や家族と定期的に会う
□電話やメッセージでコミュニケーションを図る
※積極的につながりを保つことが大切

アルコールの制限

□お酒は週に 1 ～ 2 回程度に抑え、一度に摂取する量も適度にコントロール

・PTSD（心的外傷後ストレス障害）

PTSDは、激しいストレスやトラウマ体験後に発症する精神障害です。日本におけるPTSDの罹患率は、一般的に約1・5%とされています。一般的な治療法としては、心療内科や精神科でのカウンセリングや薬物療法が行われ、抗うつ薬や抗不安薬、睡眠薬などを処方されることがあります。PTSD患者には自殺者が多いことが知られており、アメリカでは退役軍人の30%が一度は自殺を考えたことがあるとされています。CBDの効果に関しては、2019年4月にコロラドのクリニックが11名のPTSD患者に30〜50mg／day程度のCBD内服を含む統合医療を施し、2ヶ月後のPTSDの重症度を評価したところ、平均して28%の症状の改善を認めたと報告しています。[3] また性的虐待によってPTSD患者となった10歳の少女の不安を伴う不眠に対し、12〜37mg／dayのCBDが著効したと

PTSDと
医療大麻・CBD（動画）

2016年に報告されています。[4] その他の治療で症状の改善が得られない場合にはCBDの摂取を試みる価値はあると考えられます。

・摂食障害

拒食症、過食症などの摂食障害は若い女性に多く、命に関わる深刻な病気です。ベルギーのルーヴェン・カトリック大学放射線科の研究チームが2011年に報告した論文[5]によると、拒食症患者ではCB1受容体の発現が脳全体で亢進していることが明らかになりました。

この結果を研究者らは、拒食症によってエンドカンナビノイドの基礎値が低下しているために、受容体が代償性に過剰発現しているのではないかと考察しています。そうであるならば、エンドカンナビノイドシステムを活性化させることは理論上、摂食障害の治療となり得るでしょう。THCには食欲を増進する作用があり、拒食症に対する良好な研究成果が報告されていますが、残念ながらＣＢＤには食欲を増す効果はありません。摂食障害に対するＣＢＤを用いた臨床試験は現時点では行われていません。[6]

日本国内で（２０２２年４月時点で）合法的に使用できるカンナビノイドでは、ＣＢＮが有望な選択肢でしょう。ＣＢＮはマイルドなＴＨＣとでも呼ぶべき作用があります。１００～２００㎎／ｄａｙ以上を摂取すると食欲増進効果が得られるとの体験談が寄せられています。

・依存症（禁酒・禁煙）

よく挙げられるＣＢＤのＶａｐｅ製品の用途の一つに禁煙があります。実際にＳＮＳ上でも、ＣＢＤで禁煙している・禁煙できたという声は散見されます。ＣＢＤ企業がリキッド使用者１１０名を対象に国内で行ったアンケー

医療大麻と
拒食症（動画）

ト調査でも、タバコの本数が減ったと80％が回答しているようです。(7)

ユニバーシティー・カレッジ・ロンドン薬学教室による2013年の報告(8)では24名のタバコ喫煙者（一日に10本以上）の半分をCBDのインへーラー（吸引器）に、残り半分をプラセボに割り付けました。使用されたCBDはワンプッシュで0・4㎎のCBDが摂取できる仕様となっていました。治験参加者は一週間の介入期間中、タバコを吸いたくなったらその都度インへーラーを使用するよう指導され、インへーラーの使用後もタバコへの欲求がある場合のみ喫煙するよう指導されました。この介入の結果、一週間に100本近くあった喫煙本数がおよそ40％減少しました。プラセボ群では明らかな喫煙本数の減少は認められませんでした。

日本では、2006年より禁煙外来への加療が保険適応となり、チャンピックスなどの禁煙補助薬が保険内で処方可能となっています。しかしながら、禁煙外来の保険適応期間は3ヶ月と限られており、3ヶ月以降は病院から離れて禁煙を継続する必要があります。この保険終了後の治療継続補助薬として、CBD製品には可能性があると言えるかもしれません。さらにCBDは飲酒への欲求を低下させ、アルコール消費量を減らし、不安と衝動を抑制することも動物実験で明らかになりつつあります。加えて注目を集めているのが、腸内細菌叢—腸—脳軸（MGBA）に対する作用です。[9]アルコール依存症患者では腸内細菌叢のバランスに変化が起きています。その結果、腸管の毛細血管内の細胞と細胞の隙間が広がり、LPS（リポ多糖）などの毒素が吸収されやすくなってしまうのです。すると腸内には微小な炎症が引き起こされることになります。この微小な炎症が、不安や渇望、欲望のコントロールの低下に関連しているとする研究結果が報告されています。腸内細菌叢への影響に関してCBDはアルコールと逆の方向に作用し、抗炎症作用によって微小な炎症を抑制することで、アルコール依存症の症状を緩和する可能性が指摘されています。しかし残念ながら、現時点では人を対象とした研究報告は確認されていません。

アルコール依存症と
医療大麻・CBD（動画）

CBDリキッドを購入した理由

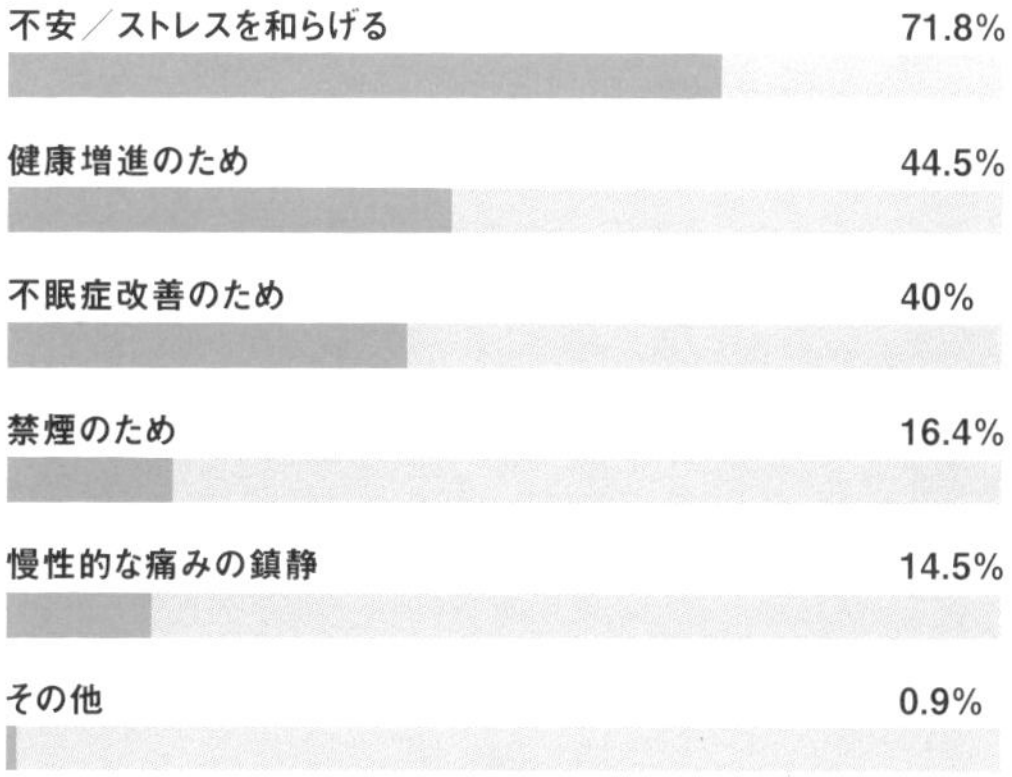

＼ 禁煙とCBD（動画） ／

・自閉症（ＡＳＤ）

ＡＳＤは発達障害の一種で、こだわりが強く、人付き合いが苦手で、空気を読んで周囲に合わせることが苦手という特徴があります。原因ははっきりしませんが先天的なもので、育て方の問題ではないと考えられています。

ＡＳＤの方には、コミュニケーションの問題以外にも、興奮、パニック、自傷行為、過度の攻撃性、不眠、てんかんといった数々の症候が合併します。また周囲とのトラブルやストレスから、身体症状（頭痛、腹痛、食欲不振、チックなど）や精神症状（不安、うつ、緊張など）などの様々な二次障害をきたしやすいとも言われています。薬でＡＳＤ自体を治すことはできませんが、先に挙げたいくつもの症状に対してはＣＢＤが活用されています。

２０１５～２０１７年の間にイスラエルのクリニックでＣＢＤによる自閉症の治療を受けた１８８名の報告では、ＣＢＤ優位のフルスペクトラムオイル製剤（CBD：THC＝20：1〈CBD30％、THC1・5％〉）が使用されました。

用量に関しては、CBD15mgを1日3回から開始し、親の判断で調整を行いました。その結果、落ち着きのなさ、かんしゃく（怒り発作）、けいれん、チック、抑うつに関しては90％以上が改善したと回答しました。過度な興奮、睡眠障害、不安、消化不良に関しても80％前後が改善を実感しています。

集中力に関しても、「とても困難」と感じる割合は80・6％→22・6％と、劇的な改善を認めています。また20〜30％の患者さんでは薬をやめられました。この研究では、患者さんにとって適切なオイルの量は一回につき、1〜20滴まで様々でした。それはつまり、一人ひとりの適切な量には20倍以上の開きがあることを示しています。

日本でもてんかんと自閉症が合併している患者さんが、てんかんの発作抑制を目的にCBDを服用し始めたところ、自閉症の問題行動が改善したという報告をいくつか受けています。またPCATには成人男性で自閉症に対してCBDを2000mg摂取することでかんしゃくがコントロールできている方がおられます。

・注意欠陥多動症候群（ADD／ADHD）

注意欠陥多動性障害は、子どもの約5〜7%、成人の約2〜5%が当てはまる発達障害です。ADHDの症状としては注意力の問題（集中力不足、指示への従いにくさ）、衝動性の問題（感情のコントロールが苦手、順番を守れない）、多動性の問題（座っていられない、落ち着かない）などが挙げられます。このような特徴のために、ADHDの方はトラブルを抱えやすく、自己評価が低下し、その結果としてうつや不安、依存症など、さらなる問題を抱えがちです。これらは二次障害と呼ばれます。病院では主にメチルフェ

ADHDと医療大麻・
CBD（動画）

ニデート製剤（コンサータ、リタリンなど）やアトミゼタン製剤（ストラテラ）が処方されます。

CBDは落ち着きを与え、かつ自閉症の患者さんに有効であることを考えると衝動性の緩和、集中力の向上には役立つと思われます。またうつや不安などの二次障害の緩和にも効果が期待できるでしょう。一方で成績や知能に良い影響があるかどうかについては現時点ではなんとも言えません。

・統合失調症

統合失調症は、うつ病、認知症と並んで、精神科領域を代表する病気の一つです。日本国内には79・5万人の患者さんがおり、これは喘息の患者さんとほぼ同じ数です。統合失調症の典型的な症状は「妄想」と「幻覚」です。「頭の中で誰かが喋っている」という訴え（幻聴）や病的な独り言、「誰かにずっと監視されている」などの妄想は統合失調症を疑わせるエピソードで、上記のような派手な症状は陽性症状と呼ばれます。一方で感情の起伏の低下、意欲の低下、引きこもりなどのうつ病に似た症状は陰性症状と呼ばれ、薬物治療が効きづらいとされています。

実はＣＢＤの研究がてんかんに次いで進んでいるのが統合失調症です。これまでに10本以上の臨床研究が行われ、複数の研究でＣＢＤが統合失調症の陽性症状と陰性症状の両方を改善するという結果が得られています。(10) また従来統合失調症の治療に用いられる抗精神病薬は長期内服することで体重増加やふるえやこわばりが問題となるのですがＣＢＤにはこれらの副作用がないのもメリットです。２０２４年後半にはオックスフォード大学を中心とした大規模治験が始まる予定です。統合失調症の患者さんに対して、病院からＣＢＤが処方される日はそう遠くないでしょう。(11)

現時点で統合失調症の治療薬としてＣＢＤを使用することには課題と注意

事項があります。

一つ目は摂取量です。統合失調症を対象とした臨床試験では、一日あたり６００〜１５００㎎／ｄａｙのＣＢＤが投与されるデザインが採用されています。これだけの量をサプリメントとして摂取しようと思うと経済的負担は相当です。

二つ目は、断薬問題です。ＣＢＤを使用される方の中には病院通いを急に中断し、自己判断で断薬する方がいますが、これは統合失調症に関しては危険です。というのは精神科で処方されるお薬の多くは急にやめると離脱症状を伴うからです。統合失調症に対してＣＢＤを使用したい場合は、主治医に相談の上、まずは処方薬と併用するのが良いでしょう。その上で体調が改善してきた場合には処方薬を少しずつ減らしてくことをお勧めします。

統合失調症と大麻・
CBDの関係（動画）

マイルドなTHC、CBNは睡眠の味方？

日本でCBD以降に注目を集め始めた成分の一つにCBN（カンナビノール）があります。CBNは1896年に発見された最古のカンナビノイドで、1964年にTHCが発見されるまでは大麻の精神作用の源と考えられていました。

CBNの立ち位置を一言で表すなら、マイルドなTHCです。実際にCBNはTHCが酸化することで発生します。例えるならTHCが柿だとしたら、CBNは干し柿のようなものです。CBNはCB1受容体に部分的に結合し、THCの1/10～1/4の作用をもたらすとされています。そのため厳密には精神作用があると言えます。しかし、海外の文献では一般的にCBNはTHCと異なりハイにはならないと書かれています。これは甘酒に微量なアルコールが含まれているけれど基本的に酩酊はしないのと同じような感覚です。

CBNを用いた人を対象とした臨床研究は、そのほとんどが1970～1980年代にかけて行われたものであり、健常者を対象とした安全性試験に留まっています。基礎研究の領域では、鎮痛作用、抗菌作用、抗炎症作用、抗けいれん作用、骨形成促進作用、食欲増強作用などの種々の医学的効果・効能が期待されています。

アメリカではCBNは眠りをもたらすカンナビノイドとして紹介されています。この話の起源は“大麻はフレッシュなものより、寝かせた方が鎮静作用は強くなる”という大麻使用者の間の経験談にあるようです。この仮説の科学的な検証は現時点では十分には行われていません。

日本国内ではCBDだけでは効果の乏しい痛みや不眠などの症状に医療的な側面を期待して使用している方が多い印象があります（レクリエーション目的での使用では、同時期に登場したＨＨＣなどの新規合成カンナビノイドの方が体感を得やすいため、好まれています）。個人的には今後もTHCのマイルドな代用品として、合法的な流通が続くことを願っています。

※2023年6月時点では日本でもCBNは合法ですが、高濃度のCBNは大麻の使用をチェックする尿検査で陽性となる可能性があります。これは交差反応と呼ばれる検査エラーなのですが、仮に突然の職務質問や尿検査に巻き込まれた場合、違法な大麻使用と誤認される可能性があることは知っておくべきです。

［参考文献］

（1） https://www.greenzonejapan.com/2023/01/12/cbd_sleep_review/
（2） https://pubmed.ncbi.nlm.nih.gov/35392393/
（3） https://www.ncbi.nlm.nih.gov/pmc/articles/PMC6482919/
（4） https://www.ncbi.nlm.nih.gov/pmc/articles/PMC5101100/#__ffn_sectitle
（5） https://www.sciencedirect.com/science/article/abs/pii/S0006322311005075
（6） https://pubmed.ncbi.nlm.nih.gov/32240516/
（7） https://prtimes.jp/main/html/rd/p/000000017.000083735.html
（8） https://pubmed.ncbi.nlm.nih.gov/23685330/
（9） https://pubmed.ncbi.nlm.nih.gov/31803950/
（10） https://academic.oup.com/schizbullopen/article/3/1/sgab053/6445173
（11） https://www.psych.ox.ac.uk/news/major-trials-to-test-effectiveness-of-cannabidiol-on-psychosis

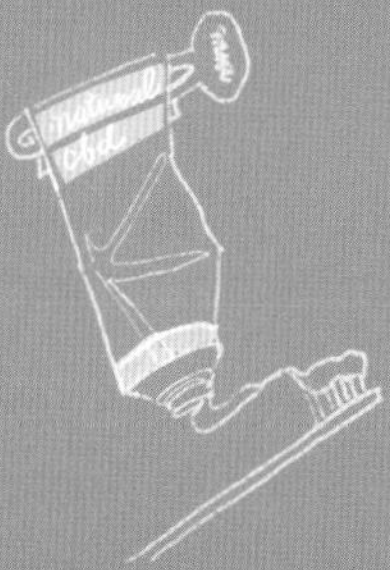

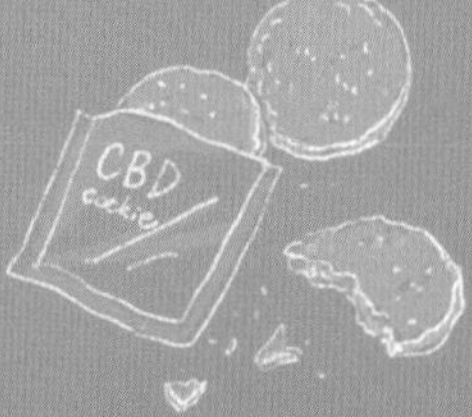

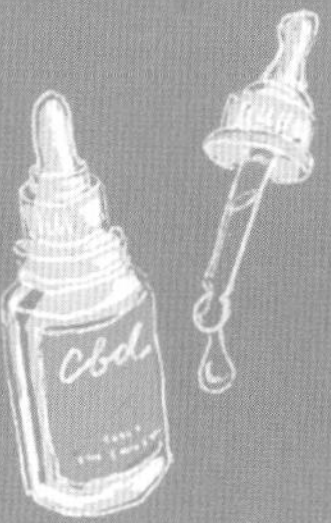

PART 4
身体の不調とCBD

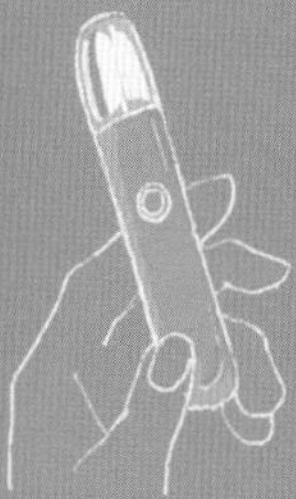

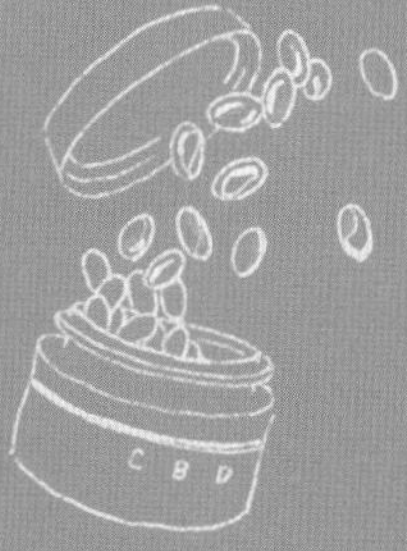

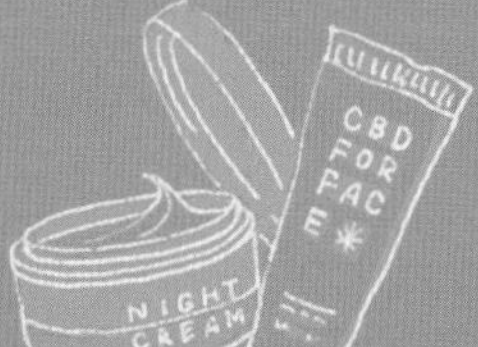

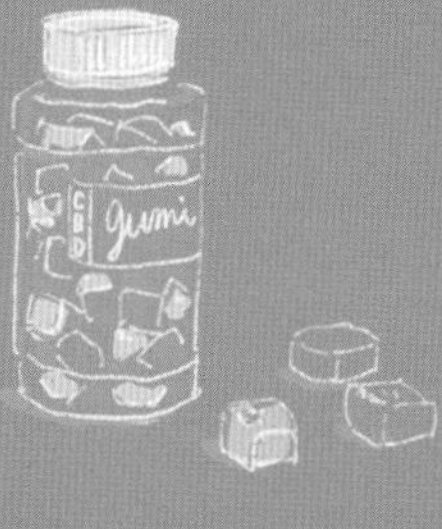

生理痛、関節痛などの慢性痛に著効

鎮痛手段の一つになりつつある

身体症状に対するCBDの用途のうち、最も頻度が高いのは慢性の痛みです。医療大麻先進地域であるカリフォルニアでは、CBDは鎮痛手段の一つとして定着しています。2018〜2019年の間に、カリフォルニアのペインクリニックに受診する253人の患者を対象にしたアンケート調査では、患者の62％がCBDの使用経験があり、使用者の59％はCBDが痛みの緩和に役に立ったと回答しています。

痛みの内訳は腰痛が67％と最も多く、首の痛み（45％）、下肢の痛み（23・3％）、神経痛（47％）、線維筋痛症（21％）、偏頭痛（33％）などが主でした。使用した製品のタイプは、喫煙・Vａｐｅが63％と最も多く、食品（54％）、オイル（52％）、クリーム（49・7％）、軟膏（49・7％）、カプセル・錠剤（22・5％）の順でした。[1]

この結果から、痛みのコントロールの際にもCBDは20〜50㎎程度の少量から始めて少しずつ増量するのが良いでしょう。[2]

[参考文献]

(1) https://www.ncbi.nlm.nih.gov/pmc/articles/PMC8107012/

(2) https://www.iomcworld.com/open-access/cannabidiol-cbd-for-the-treatment-of-painful-diabetic-peripheral-neuropathy-of-the-feet-a-placebocontrolled-doubleblind-.pdf

り、科学的検証が未だ充分でないものも多く含まれますが、近年、サイエンスはミクリヤの臨床家としての直観が正しかったことを、多くの疾患領域で証明しつつあります。

日本においても少しずつですが、お医者さんの意識は変わりつつあるようです。2018年に私は脳神経内科のお医者さんを対象とした医療大麻についての意識調査アンケートを実施しました。すると回答者の半数程度は医療目的に関しては大麻を使用することは許可すべきであると考えていることが明らかになったのです。(3) CBDのみならず大麻草がより幅広い形で使えるようになる日を私は願っています。

Dr.Tod's List

喘息、高血圧、糖尿病、睡眠時無呼吸症候群、心筋梗塞、腎炎、痛風、関節リウマチ、ＳＬＥ（全身性エリテマトーデス）、強皮症、多発血管炎、種々のがん、肥満、るいそう、更年期障害、乗り物酔い、骨粗鬆症、胃腸炎、便秘、嘔気・嘔吐、過敏性腸症候群、潰瘍性大腸炎·クローン病、膵炎、甲状腺機能低下症、甲状腺機能亢進症、不安障害、躁うつ病、不眠症、過換気発作、パニック障害、強迫性障害、ＰＴＳＤ、統合失調症、自閉症、アルツハイマー型認知症、ニコチン·アルコールを含む諸々の依存症、偏頭痛、てんかん、パーキンソン病、ＡＬＳなどの神経変性疾患、多発性硬化症、結膜炎、緑内障、メニエール病、耳鳴り、慢性肝炎、ヘルペス感染、血友病、腰痛、その他の慢性疼痛、慢性湿疹

(3) https://www.jstage.jst.go.jp/article/clinicalneurol/advpub/0/advpub_cn-001299/_pdf/-char/ja

医療大麻について

2020年12月、国連麻薬委員会は大麻の規制薬物としての見直しを行い、「危険性が高く医学的な価値がない薬物」から「医学的有用性は認められるが取り扱いに注意が必要な薬物」へと扱いを変更することになりました。つまりこれまで、モルヒネなどの医療用麻薬よりも危険で役に立たないという扱いから、医療用麻薬と同じ扱いに昇格したということです。

2023年4月時点でおよそ50の国と地域で医療大麻は合法的に使用されています。一言で医療大麻と言っても、その内情は様々です。韓国のように製薬会社が販売する大麻由来医薬品のみを使用可としている厳格な国もあれば、自由度の高い制度を採用している国もあります。

リベラルな医療大麻制度の代表格はカリフォルニア州です。1996年に住民投票で医療大麻を合法化した同州では、医師の許可証が発行される限り、どのような症状でも医療大麻治療の対象となります。この背景には“医療大麻運動の父”ことトッド・ミクリヤ医師の貢献があります。

1960年代、国立精神病センターで乱用薬物としての大麻の研究を行っていた彼は、1972年に『Marijuana Medical Papers 1839-1972』という書籍を出版します。1930年代の規制以前、大麻が医薬品として幅広く使用されていたという、「忘れられた歴史」を再発見したこの本は、その後のアメリカでの医療大麻合法化運動におけるバイブルとなりました。彼が発見した医療大麻が有効な疾患一覧は、「Dr. Tod's List」として、今も引用され続けています。このリストには以下の病名が収載されています。

このリストは患者さんの使用経験を観察して作られたものであ

どのような痛みに対してＣＢＤを使うべきか？

これらの結果を踏まえて、現状の日本の医療制度下でＣＢＤが鎮痛目的に積極的に推奨される状況について考えてみたいと思います。

第一に、骨折や抜歯後などの急性の痛みに対しては、ロキソニンやカロナールなどの一般的な鎮痛薬を優先させるべきでしょう。ＣＢＤ製品は保険対象外であり、費用対効果の面で太刀打ちできません。

がんによる痛みについても、まずは医療用麻薬（オピオイド系鎮痛薬）の導入を勧めます。麻薬という言葉に対して拒否感を示す患者さんは多いのですが、こちらも医療大麻と同様に用法・容量を守って使えば非常に有効な治療手段となります。

一方で市販の鎮痛薬が効きづらい慢性の痛みや、偏頭痛、線維筋痛症などのエンドカンナビノイドシステムの異常が関与していると考えられる病気には積極的に使用する価値があるでしょう。

また三叉神経痛や幻肢痛などの神経が原因の痛みは通常の治療で対処が難しいためCBDを試みる価値があります。具体的にはリリカ、ガバペン、サインバルタなどで充分な鎮痛効果が得られていない場合です。

またロキソニンなどの一般的な鎮痛薬にアレルギーがある場合や、慢性的な使用で腎臓や肝臓に負担がかかっている状況、薬剤誘発性頭痛など、鎮痛薬によって問題が生じている場合もCBD使用を考慮する価値があります。

CBD単体で効果が乏しい場合は、CBNなどのCB1／CB2受容体に作用するカンナビノイドを少量併用することで鎮痛効果が増強する可能性があるでしょう。一方でCBDは魔法の薬ではありません。使い方が肝心です。

どんな痛みにCBD
を使うべき？(動画)

症状別CBDと身体の不調

・頭痛（緊張型頭痛／偏頭痛）

慢性的な頭痛のうち、多いのが緊張型頭痛と偏頭痛です。緊張型頭痛は肩こりなどの筋肉の緊張が原因となる頭痛で、有病率は世界人口の38％と言われています。偏頭痛は脈打つような頭痛発作を繰り返す病気で、日本国内に８４０万人程度の患者さんがいるとされています。

偏頭痛患者では内因性カンナビノイドの一種であるアナンダミド（ＡＥＡ）が少なくＣＧＲＰという化合物が多いことが２００７年に報告されています。またＡＥＡが少ないほどＣＧＲＰ値が高いという関係がありました。

偏頭痛の最新の治療薬はＣＧＲＰをターゲットにしています。ＣＢＤがエンドカンナビノイドシステムを整えることでＣＧＲＰが低下するのであれば、これは理にかなった治療と言えます。(4) 実際に頭痛に対してＣＢＤを使っている

偏頭痛と医療大麻・
CBD（動画）

ユーザーは多く、私が行ったアンケート調査では用途の6位にランクインしています。それらのユーザーの回答によると、ＣＢＤの使用開始前後では、頭痛の程度は平均6・4点から2・6点まで改善したようです。私が顧問を務めているカンナビノイド医療患者会にも、偏頭痛に対してＣＢＤを使っているお子さんがおり、１５０㎎／ｄａｙの服用で劇的な発作の減少が確認されています。[5]

頭痛に対してＣＢＤを用いる場合、オイルの舌下投与・内服が基本的な使い方になります。またＣＢＤには筋肉の緊張をほぐす作用があるので、僧帽筋（肩こりの部分）にＣＢＤオイルを塗ることでも痛みの緩和が期待できます。

・肩、腰、膝の痛み

年を重ねるにつれて、肩・腰・膝などの関節の痛みを患うことが増えます。

重症の際は手術することもありますが、多くの場合は痛み止めや湿布、関節

患者体験談
偏頭痛6歳男性

注射などで痛みと付き合っていくことになります。ここでもCBDはロキソニンなどの鎮痛薬の補助や代用品として使われるようになってきています。

やはりオイルを内服するのが基本になりますが、痛みのある部分に直接塗ってみてもいいでしょう。膝への負担が大きなバスケットボールの世界では、往年の名プレイヤーであるマジック・ジョンソン氏が膝の痛みに向けたCBDロールオン製品を発売しています。[6]

他にもぎっくり腰の際に、患部にCBDオイルを塗ると回復が早まったという声が複数の患者さんから届いています。

・線維筋痛症

線維筋痛症は原因不明の痛みが全身に伴う病気です。日本でも、約200万人の方が悩んでいます。多くの患者さんが慢性の痛みによって不安

患者体験談
線維筋痛症 40 代女性❶

やうつなどのその他の症状を合併します。この病気はエンドカンナビノイドシステムの不調が関与している疾患の代表格と考えられ、実際に海外で行われた調査では医療大麻（ＴＨＣを含む）の効果が高いことが示されています。

ＣＢＤを用いた臨床研究結果は今のところ報告されていませんが、日本国内でもＣＢＤオイルの服用で体調が良くなっている方が複数おられます。

Ａさんは２５０～３００㎎／ｄａｙのＣＢＤを服用することで、痛みが20％程度にまで改善し、仕事にも復帰することができたそうです。Ｂさんは３３０㎎／ｄａｙのＣＢＤを服用することで線維筋痛症の症状が改善し、精神科の処方薬3種類を止めることができました。

ある程度しっかりした用量を摂取することと、継続することが重要なようです。

患者体験談
＼線維筋痛症 40 代女性❷／

・糖尿病

糖尿病に対してもCBDは役立つ可能性があります。

2021年5月にテキサス州・インカーネイトワード大学から症例報告が発表されました。患者は62歳の肥満男性（体重113kg、BMI39kg／㎡）であり、11年来の2型糖尿病でした。定期通院の際に、糖尿病コントロールの指標であるHba1c：7・6％（目標は7・0％）であったため、サキサグリプチンという薬を追加したところ低血糖発作となり、患者本人の判断で持続型インスリン32単位をCBD36㎎へと置き換えたそうです。インスリンを中断したため血糖コントロールは劇的に悪化すると思われましたが、予想に反して半年後のHba1c：7・7％とほとんど変化がありませんでした。この結果について、主治医はCBDのおかげと考えているようです。

患者体験談

＼2型糖尿病70代女性／

２０２２年12月にはイランの研究チームがＣＢＤ：ＴＨＣ＝10：１の舌下スプレー製品を二型糖尿病患者25名に２ヶ月間投与しプラセボと比較しました。すると１日あたりＣＢＤ１００㎎とＴＨＣ10㎎の投与は、中性脂肪や悪玉コレステロールの値を改善し、Ｈｂａ１ｃもマイナス８・５％の改善が得られました。

２０２１年には糖尿病の専門誌にて、Pure Green 製薬という企業が、糖尿病性ニューロパチーによる足の痛みへの研究結果を報告しています。こちらの研究では55名の糖尿病性ニューロパチー患者をランダムに２グループに分け、一方には水溶性ＣＢＤ舌下タブレット３錠（60㎎／ｄａｙ）を、他方にはプラセボを投与し28日間経過を観察したところ、実薬群ではプラセボと比較し有意に痛みのスコア改善を得ました。

私の周辺でも、不眠に対してＣＢＤを使用開始したところ血糖コントロールが予想外に安定し、主治医が驚いているという体験談が寄せられています。

糖尿病と医療大麻・CBD（動画）

例えば痛みや不眠、不安、抑うつなどの症状と二型糖尿病が合併している例では、一石二鳥の選択肢としてＣＢＤの導入の優先度を上げて考えてもいいかもしれません。

・高血圧

日本高血圧学会によると、日本人の４３００万人の方が高血圧であるとされています。血圧とは、心臓というポンプが血液を身体の隅々に送るときに、血管というパイプにかかっている圧力のことです。収縮期（上）１４０ｍｍＨｇ、拡張期（下）90 ｍｍＨｇ以上が高血圧と定義されます。血圧が高いこと自体は症状を引き起こしませんが、高血圧状態を長期間放置すると血管が劣化し、脳梗塞や心筋梗塞など様々な病気を発症するリスクが高くなることが知られています。そのため、高血圧の患者さんは、病院や健康診断で減塩や

運動、降圧薬の内服などにより降圧治療が勧められます。(7)

CBDが血圧に与える影響に関しては2023年4月にクロアチア・スプリト医科大学の研究チームがランダム化比較試験の結果を報告しています。(8)

こちらの研究では高血圧患者70名に対して、5週間にわたってCBDを投与(前半は225~300mg、後半は375~450mg)し実薬とプラセボを投与している際の血圧の違いを評価したところ、CBD投与群では収縮期血圧で4・76mmHgの低下が確認されました。

これは大きな違いには思えませんが、減塩の場合は1g/dayで1mmHgの降圧効果と言われていますので、4・7gの減塩に等しい効果と言えるかもしれません。日本人の平均的な塩分摂取量は10g/dayで、高血圧の場合は6g/day以下が推奨されています。普通食を減塩食に替えるよりCBDを服用する方が、降圧作用が高い可能性はあるのです。

とはいえ、CBD降圧効果は病院で処方されるカルシウム拮抗薬と比較すると軽度でしょう。しかし、CBDには降圧作用以外にも、血糖コントロール作用や安眠作用が期待されています。これらもまた血管トラブルのリスク因子です。特に様々な疾患を合併する高齢者などにおいては、CBDは多方面から働きかけることで標準治療薬にはないメリットをもたらすかもしれません。

・皮膚の病気（アトピー、乾癬、多汗症、その他）

CBDには抗炎症作用があり、アトピー性皮膚炎や乾癬などの慢性的な炎症を伴う病気に対して効果があります。

病院ではこれらの病気に対して、ステロイドを含む塗り薬が治療の主体となります。ステロイドは切れ味の良い薬ですが、長期間使用すると副作用が問題となることがあります。CBDを上手に併用することで、ステロイド外用薬の量を減らし、副作用のリスクを軽減することが期待できるでしょう。

その他にもCBDは重度の水ぶくれが生じる先天性の疾患（表皮水疱症）に対して、痛みを軽減し水ぶくれの治癒を早めるという研究成果が報告されています。身近なものではやけどの創部に塗ることで痛みが緩和され治りも早くなるという声も耳にします。また原因不明の皮膚潰瘍ができる病気（カルシフィラキシス）に対して、CBDとテルペンを含む大麻軟膏を塗ると傷の治りが良くなることが報告されています。ですので高齢者の床ずれに対しても、CBDの塗り薬は傷の治りをサポートしてくれるのではないかと個人的には考えています。(9)

その他には手汗が気になる多汗症の方が、CBDオイルを50㎎／day内服することで症状が緩和されたという研究結果が報告されています。(10)

これら皮膚の疾患に対してCBDの塗り薬を使用する場合には、製品の濃度には注意しましょう。巷には様々な製品が流通していますが、その濃度は

0・1%〜3・0%程度まで様々です。どの程度CBDが含有されているか記載されていない製品も散見されます。CBD塗布剤の適切な濃度に正解はありませんが、効果測定の観点から、塗り薬はなるべく高濃度のものを選択することをお勧めします。内服用のオイルを塗り薬として使うのも良いでしょう。私個人は20%の食用CBDオイルを痛みのある際、患部へ塗っています。

※塗り薬に濃度が記載されていない場合、CBD含有量（mg）を全体の容量で割り算して計算する必要があります。1000mg／100mℓであれば、10mg／1mℓ＝1・0%ということになります。

・肌荒れ

昨今、CBDは化粧品にも配合されるようになりました。肌荒れとは微小な炎症が起きている状態ですので、CBDの抗炎症作用は理論上、美容にも

皮膚の病気と
医療大麻・CBD（動画）

役立つと考えられます。またCBDは皮膚の保湿性や弾力性を高める可能性も学術的に示されています。

一方で、CBD化粧品の中には具体的にどの程度CBDが含有されているのか明記されていない製品を非常に多く見かけます。これらの製品は話題作りのために流行りの成分を少しだけ入れてみたというのが実態で、ブームが去ればいつの間にか消えていくことになるでしょう。

CBD含有の化粧品を選ぶ際には含有量を確認すること。CBD製品を専門に扱う事業者から購入することをお勧めします。

・てんかん

てんかんは、脳の電気活動の異常によって起こる病気です。この異常な電気活動は突然起こり、身体の動きや感覚、意識に影響を及ぼします。これが

「てんかん発作」と呼ばれるもので、その症状は人により様々です。一部の人々は発作中に意識を失い、身体を硬直させたり痙攣させたりします。一方で、他の人々は発作中にぼんやりとするだけかもしれません。日本には１００万人のてんかん患者がおり、そのうちの20%程度が通常の治療では発作がコントロールできない難治てんかんに分類されます。

てんかんに対してＣＢＤが効くことは、疑いの余地がない事実です。アメリカやヨーロッパでは製薬会社が作ったＣＢＤ製品である〝Epidiolex〟が病院から処方されており、日本でも２０２３年に治験が始まっています。

私は２０１８年から難治てんかんの患者さん達をサポートするプログラム、〝みどりのわ〟を運用していますが、28名の参加者へのアンケートの結果、およそ半分の患者さんで発作の減少が報告されました。診断名や発作のタイプ、年齢と関わりなく効果が認められたので、その他の薬で発作が抑制できない患者さんはＣＢＤを試してみる価値があるでしょう。

日本のてんかん患者と
ＣＢＤ（動画）

注意すべきは量です。てんかんの治験では体重1kgあたり一日に10〜20mgのCBDが使用されています。50kgと仮定すると500〜1000mgということになり、これはかなりの金額に相当します。全ての患者さんにこれほど大量のCBDが必要となるわけではありませんが、健康維持のために少量摂取するのとは別物と考えた方がいいかもしれません。実際にカンナビノイド医療患者会には、その他の治療では発作が抑制できずCBDによって初めて発作が完全になくなったお子さんが複数名いますが、多い子の場合は50mg／kg／dayものCBDを服用しています。詳細な体験談についてはQRコードからご参照ください。

・がん（脳腫瘍、抗がん剤投与に伴う痺れ）

現代は2人に1人ががんになる時代であり、死因の第一位を占めています。

患者体験談
難治てんかんの双子（動画）

がん治療は代替医療にとっての主戦場と言えるでしょう。中には根拠の乏しい代替治療に対して高額な費用を請求する医師が存在するため、標準医療に従事するお医者さんは代替医療に対して否定的な印象を持つ傾向があります。

しかしCBDをはじめとしたカンナビノイドには、がん治療において標準医療の一部として組み込まれるべきエビデンスと成果が上がりつつあるのです。

・がん補助療法としてのカンナビノイド

がん治療におけるカンナビノイド医療の基本は症状の緩和と副作用の軽減です。アメリカではTHCを含む医薬品は抗がん剤治療の吐気止めとして病院で処方可能となっています。またTHCが持つ食欲を増進する作用や痛みを軽減する作用は患者さんの生活の質を向上させ、闘病をサポートしてくれます。アメリカの合法州では緩和ケア外来に通院しているがん患者さんの40％が何らかの大麻製品を併用しているというアンケート調査結果が報告されています。これはがん医療の一角を担っていると言えるでしょう。

CBDに関しても、300mg／dayの使用によってパクリタキセル・ドセタキセルなどのタキサン系やシスプラチン・カルボプラチンなどのプラチナ系抗がん剤に伴う神経障害（しびれ）を予防する効果があることが明らかになっています。[11] また白血病に対する骨髄移植後の拒絶反応に対して、移植前からCBDを300mg／dayを服用することで移植後の拒絶反応を予防する可能性が報告されています。[12] その他にはCBDが持つ鎮痛作用もがん患者さんにとって福音となり得ます。

患者会の会員だったユキくんは14歳の白血病患者でした。使える抗がん剤がなくなり、自宅で緩和ケアのためにCBDを服用したところ、初回の使用から数時間で、痛みで歩くことができない状態から自分でシャワーを浴びられるようになるまで改善したとの話をお父様から伺いました。場合によってはモルヒネなどの医療用麻薬を凌ぐほどの効果があることに驚いています。

CBDが抗がん剤の
しびれを予防（動画）

・抗がん剤としてのカンナビノイド

ＣＢＤやＣＢＧ、ＴＨＣなどのカンナビノイドにはがん細胞の増殖を抑制し、腫瘍を縮小させる作用があることが細胞を使った研究で明らかになっています。

動物実験では、すい臓がんのモデルマウスに対して、ゲムシタビンという抗がん剤とＣＢＤを併用投与したところ、無治療の場合と比較し寿命が３倍近く伸びたという実験結果が報告されています。また脳腫瘍の一種であるグリオブラストーマの患者さん９名に標準医療に加えて一日あたり４００㎎のＣＢＤを投与したところ、著しい余命延長効果が認められています。

イギリスからはステージⅢＢの肺がん患者さんが12㎎／ｄａｙのＣＢＤを服用していただけで腫瘍が縮小した例が症例報告されています。(13)

・国内における実際の処方例

私が顧問を務めている患者会ではがん治療を希望する患者さんには、ワシントン州の統合医療クリニック、AIMS Institute の Mary Brown にカンナビノイド使用法について相談することをお勧めしています。それらの患者さんの中にも著しい体調改善を自覚している方がおられます。

Ｓさんは、２０１５年に末期の肺がんと診断されました。その時点で既に腫瘍はリンパ節や脳にも転移していました。抗がん剤と放射線治療で首から下の腫瘍は寛解状態となりましたが、脳の病変だけは十分な効果が得られませんでした。そこでガンマナイフと呼ばれる放射線治療を15回以上、開頭手術を複数回行いましたが、２０２１年の８月には〝秋までの命〟との余命宣告を受けました。

余命宣告を受けた日に奥様から私に相談があり、その時点でSさんは自分で購入したＣＢＤを飲んでいました。しかし高額であったため少量しか

患者体験談
＼肺がん脳転移 55 歳男性／

摂取できておらず、がん治療を行うには不十分な量と考えられました。その旨を伝えたところ、250mg／dayまで増量され、数日後から会話や歩行が可能になったとのことです。その後に患者会に入会し、2023年5月時点では1日にCBD：3000mg、CBG：3000mg、CBN：75mgを毎日摂取しておられます。

一時期は寝たきりで動けなかった状態から、日常生活を普通にこなせる状態にまで改善し、祖国にも帰国し親族と会うこともできました。残念ながら少しずつ腫瘍は大きくなっているようですが、余命宣告を受けてから劇的な回復を見せ、2年近く経っても存命であることに私も驚いています。(14)

・注意すべきこと

CBDに関心を持たれる方の中には、標準医療、特に抗がん剤への忌避感を持たれている方も多いでしょう。確かに抗がん剤治療が寿命を縮めたり、生活の質を落とす例があるのは事実ですが、場合によっては効果があるのもまた事実です。

標準医療と代替医療のどちらかを絶対視するのではなく、自分自身の置かれた状況を客観的に把握し、思い込みを排除した上で適切な治療を選択することをお勧めしています。必要であれば、両者を併用することも可能です。その場合は、主治医にもCBDを服用することを説明し同意を得ておくことをお勧めします。特に一部の抗がん剤とCBDには薬物相互作用があり、抗がん剤の血中濃度に影響が出る可能性があります。

がん治療の際に、どの程度CBDを服用すればいいのかについては、現時点では科学的な正解は示されていませんが、患者会では一日に1gを超えるCBDの服用を推奨することがあります。これはサプリメントとしてのカジュアルな使用とは別物という認識を持って頂いた方が良いでしょう。

・認知症

世界一の高齢化社会である日本。2025年には高齢者の5人に1人が認知症になると言われています。認知症の主な症状が「もの忘れ」であることは間違いがありませんが、そのほかにも周辺症状（BPSD）と呼ばれる多くの症状が伴います。

性格の変化、深夜の徘徊、被害妄想などの問題行動は記憶力の低下自体よりも厄介で、介護の手間を増やし、自立した生活を困難にします。周辺症状に対しては精神病の薬が用いられることもありますが、その結果、意識レベルが低下し、「薬物による寝たきり状態」になってしまう方がおられるのも事実です。

海外の老人ホームでは、抗精神病薬の代わりに大麻やCBDが活用されるようになりつつあります。スイスの研究では毎食後のデザートに大麻オイル（THC：CBD＝1：2の比率で含むもの）をかけて利用者に投与したところ、問題行動がおよそ半減したと報告されています。またイタリアの研究チームによって、1日あたり20㎎程度のTHCが患者の認知機能を改善したと報告されています。従来の治療薬の効果は進行予防に留まり、失われた機能を回復させることはできないので、これは素晴らしい発見です。CBD単体でも統合失調症患者では抗精神病薬の代わりになることが示され、また安眠作用やリラックス作用があるので、介護しやすくなる可能性はあるでしょう。

ただし高齢者に投与する場合は、その他の内服薬との飲み合わせには注意が必要です。詳細はPART2（P84）で解説しましたが、一部の〝血液サラサラ〟のお薬などが効きすぎる可能性があるので、それらと併用する際は主治医に事前に相談することをお勧めします。[15]

認知症と
医療大麻（動画）

・スポーツリカバリーと脳しんとう

スポーツ科学が進化しトレーニング技術が確立されていく中で、練習後のリカバリー方法にも注目が集まっています。アスリートの食事と言えば、過去には鶏胸肉などのタンパク質をローディングするイメージがありましたが、近年、抗酸化、抗炎症効果を期待し植物由来製品を摂取することの有効性が認識されつつあります。数々のカンナビノイドのうち、ＣＢＤだけは世界ドーピング機構（ＷＡＤＡ）のカテゴリーから一早く除外されているため、アスリートも利用が可能となっています。

ＣＢＤは左記のような機序で回復を促進し、パフォーマンスを高めると考えられています。

アスリートと
CBD（動画）

１：抗炎症作用

ＣＢＤには抗炎症作用があることが知られており、身体を酷使した際に発生する炎症や酸化ストレスを抑制します。ＣＢＤ３００mgを摂取したところ、炎症を抑えるホルモンであるコルチゾールの合成が促進されたという研究結果が報告されています。

２：鎮痛作用

ＣＢＤは炎症性疼痛、神経因性疼痛などの様々なメカニズムで発生する痛みに対して効果があることが経験的に知られています。言うまでもなく、痛みの軽減はリカバリーにおいて重要な要素です。２０２３年にはルイジアナ州立大学の研究チームが、足の怪我の後遺症に悩むアスリートにＣＢＤクリームを投与したところ、痛みが半分程度に改善し生活の質が高まったことを報告しています。

スポーツ外傷と
CBD（動画）

3：睡眠改善

疲労回復には質の高い睡眠が重要であり、その点においてもCBDは有用と考えられています。特に夜間にプレーすることを余儀なくされるプロスポーツ選手において、不眠は考えられているよりも一般的で深刻な問題のようです。

4：精神作用・リラックス効果

極度のストレスがかかり、連日の集中を要求されるプロスポーツの世界では、緊張とリラックスの切り替えは高いパフォーマンスを維持する上で重要な要素となります。我々が行った日本のユーザーを対象とした調査でも、リラックス目的の使用は最も多い用途でした。

CBDや大麻草のユーザーは、格闘技やラグビーなどのコンタクトスポーツの選手に多いようです。実際にイギリスのプロラグビー選手を対象としたアンケートでは4人に1人がCBDを試したことがあると答えました。これらの競技の特性上、怪我が絶えないことに加えて、慢性的な衝撃が脳に深刻なダメージを与えることも関係しています。特にアメリカンフットボール界では、引退後の選手が俗にパンチドランカーと呼ばれる症状で亡くなることが大きな問題となっています。CBDには神経保護作用があるため、外傷から脳を保護してくれるのではないかと期待されている側面もあります。[16]その他には筋トレやヨガともCBDは相性が良いようです。筋トレ後にプロテインと一緒にCBDを摂取しているという話は頻繁に耳にします。そもそもボディメイクに熱心な方々にとってサプリメント摂取は馴染みがあり、ハードルが低いのでしょう。ヨガに関してもCBDの併用でリラックスしやすくなり集中力が高まると言われています。

・痙《けい》性《せい》まひ（多発性硬化症）

痙性まひは脳や神経のダメージが原因で手足が突っ張ったまま曲がりづらくなる症状です。様々な病気が原因となりますが、そのうちの一つが多発性硬化症という神経に障害が起こる自己免疫疾患で、欧州ではこの病気に対しTHCとCBDを1：1で含有するサティベックスという名前の薬が病院で処方されています。また、CBD単体でも痙性まひの緩和効果があることが体験談として寄せられています。患者会のメンバーでもある金森潤熙さんは、多発性硬化症に似たADEMという病気で、両足の痙性まひを患っていますが、初めてCBDを服用した直後、病気をして以来できなかった足ぶみが、できるようになったことを証言しています。また名古屋にある小児専門のリハビリ施設では、脳性まひの患者さんにCBDを使用していますが、筋肉の緊張が緩み、針が打ちやすくなるとの感想を頂いています。

患者体験談
ADEMの51歳男性

・パーキンソン病

パーキンソン病は身体のふるえ、こわばり、動作緩慢、転びやすさなどを主な症状とする病気です。国が定める難病の一つに指定されており、60歳以上に限ると100人に一人が罹患すると言われています。

パーキンソン病は脳の神経細胞が減少することで、ドーパミンと呼ばれる神経伝達物質が足りなくなることが主な原因であるため、ドーパミンを補うことが治療の基本です。しかし、これは症状を和らげるための治療であり、病気の進行を止めるものではありません。また運動症状以外にも様々な問題が合併し、ドーパミン補充だけでは十分な効果が得られない場合があります。

2000年代にパーキンソン病の患者ではエンドカンナビノイドの基礎値が上昇していることが相次いで示され、これはドーパミンの不足を補うためにエンドカンナビノイドが代償性に活性化しているのではないかと考えられています。CBDはエンドカンナビノイドを活性化させることが知られており、この領域で新しい治療薬として期待されているのです。

これまでの研究では、CBDを150～300㎎ほど内服させることにより、パーキンソン病の重症度が軽くなる、不安が軽減される、生活の質が向上するなどの前向きな研究結果が報告されています。(17)

カンナビノイド医療患者会にも若年性パーキンソン病の患者さんが参加されていますが、一日あたり100～150㎎のCBDを服用することで、手指がむずむずする症状が改善しパソコンのタイピングが可能になったとの報告を頂いています。

・アレルギー性疾患／自己免疫性疾患

喘息や花粉症などのアレルギー性疾患と、間接リウマチなどの自己免疫性疾患はどちらも免疫の過剰反応が関係しています。そのため治療には抗ヒスタミン薬やステロイド、免疫抑制剤などの炎症や免疫を抑制する薬が用いられます。CBDもまた抗炎症作用を有するため、これらの病気に対して有用であると考えられています。

実際の使用に際しては、標準治療薬と上手に併用することをお勧めしています。例えば花粉症には抗ヒスタミン薬が処方され、これは非常に効果の高い薬です。しかし一部の患者さんでは強い眠気を引き起こすことが知られています。そういう場合にCBDを併用すると薬を減らすことができるかもしれません。

喘息に対してもまずは一般的な吸入薬の治療を優先させて、それだけでは症状のコントロールが難しい場合にはCBDを追加してみるのが良いと思います。

自己免疫疾患に対してステロイドを服用している患者さんでは、ステロイドを減らしていく際にＣＢＤを併用することで、減量がスムーズになるかもしれません。ステロイドは非常に良く効く薬ですが、長期間にわたって内服すると、顔が丸くなったり骨が脆くなるなどの様々な副作用が問題となります。そのため病気の勢いを抑えられる範囲で、なるべく少ない量まで減らしていくことが重要となります。ＣＢＤは免疫抑制剤よりも副作用の少ない選択肢として、このようなシチュエーションで活用され得るでしょう。実際にカンナビノイド医療患者会に参加する関節リウマチの患者さんは、ＣＢＤ３００mg／ｄａｙを内服することで膝のこわばりが改善し、屈伸が可能になったと報告しています。

・炎症性腸疾患

炎症性腸疾患（ＩＢＤ）は、クローン病と潰瘍性大腸炎の２つの病気を指す概念で、これらの疾患は腸の炎症を引き起こします。症状としては、腹痛、下痢、体重減少、疲労感などを伴い、寛解と増悪を繰り返すことが知られています。

これらの病気に対してもCBDは治療薬としての期待が集まっています。アメリカを中心とした大麻医療の治療家を対象としたアンケート調査では、CBDがよく効く病気・症状の第5位が炎症性腸疾患でした（1位：てんかん、2位：不眠、3位：不安、4位：慢性の痛み）。[18]

過去にイスラエルで20㎎／dayのCBDで症状が緩和するか検証が行われましたが、結果は残念なものでした。これは摂取量が足りなかった可能性が考えられます。実際に使用する場合は、一日50㎎程度から開始し症状を見ながら増量していくことをお勧めします。[19]

CBD/THCが著効したのは、どのような症状ですか？

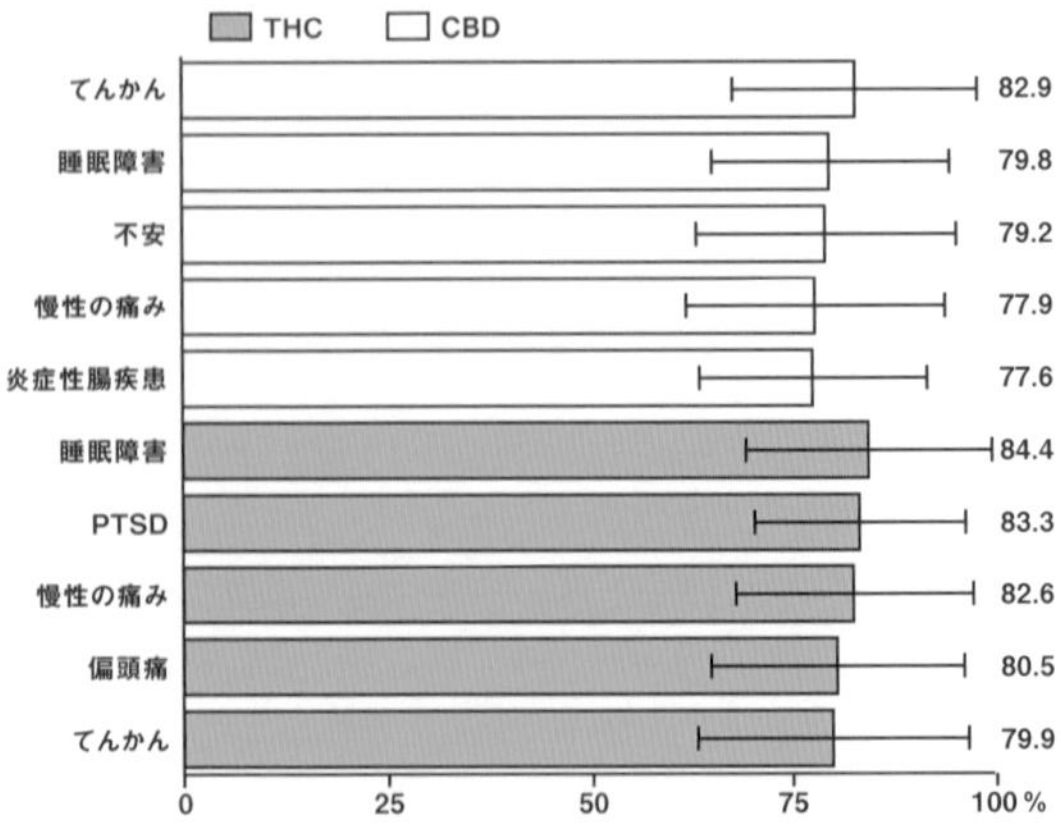

出典『BMC Family Practice』（2019年12月）

・女性特有の症状

女性にとって毎月の生理痛は生活の質を大きく左右する問題です。中にはロキソニンなどの一般的な鎮痛薬が効かない場合もありますし、常用することで胃や腎臓に過度な負担がかかる心配があります。選択肢の一つとしてCBDも活用できます。

残念ながら現時点では人を対象とした臨床試験は行われていませんが、SNSなどの口コミではCBDで生理痛が緩和できるという話は頻繁に見受けられます。

また生理前の様々な体調不良（月経前症候群）に対しても、不安やイライラなどの精神症状の緩和に役立つことが期待できます。

また更年期障害に対しても、CBDを活用して症状を乗り切ったという体験談を伺ったことがあります。その方はホットフラッシュ（ほてり・のぼせ）

が酷かったそうですが、ＣＢＤを定期的に摂取するようになってから症状が出なくなり、同様の症状に悩む同年代の友人にも勧めたところ、４人の方が同じような改善を得られたそうです。(20)

・虫歯／歯周病／顎関節症

歯科領域でも、ＣＢＤへの期待は寄せられています。自費診療が普及している分、医科領域よりもサプリメントへの抵抗感が低いかもしれません。ＣＢＤが持つ抗菌作用と抗炎症作用は虫歯や歯周病、口内炎といった口内の炎症を改善する可能性があります。２０２０年にベルギーの研究者の調査では、ＣＢＤやＣＢＧは市販の歯磨き粉よりも強力な抗菌作用を示しました。海外ではＣＢＤを含有したマウスウォッシュがドラッグストアで販売されており、ＣＢＤ歯磨き粉は日本でも市販されています。口腔粘膜は吸収効率が高いため、アイデアとしては石けんやシャンプーと比べて合理的と言えるでしょう。課題点は現時点では製品に含有されるＣＢＤ比率が極めて低いことで、実際に薬理効果が期待できるかについては、科学的検証が必要です。

その他の歯科領域では、あごの痛みを伴う顎関節症にもＣＢＤは役に立つと考えられています。２０１９年にポーランドの研究チームが７％のブロードスペクトラムＣＢＤオイルを一日に2回、顎の皮膚に塗ったところ、顎の筋肉の緊張が緩和され、痛みが70％軽減したことが報告されています。その他には歯科恐怖症に対してもＣＢＤは応用されています。歯医者さんが苦手な患者さんに、施術前にＣＢＤオイルを服用させることでリラックス効果が得られ、不安が軽減することが過去に日本臨床カンナビノイド学会で報告されています。

歯科領域と
CBD（動画）

[参考文献]

(4) https://www.greenzonejapan.com/2020/09/19/migraine/
(5) https://www.pcat-japan.com/post/interview-for-patient-2
(6) https://www.forbes.com/sites/javierhasse/2020/08/04/magic-johnson-cbd/?sh=29b61f51d118
(7) http://www.ncvc.go.jp/cvdinfo/pamphlet/bp/pamph84.html
(8) https://pubmed.ncbi.nlm.nih.gov/37093160/
(9) https://www.greenzonejapan.com/2021/02/03/dermatosis/
(10) https://www.greenzonejapan.com/2022/06/17/hyperhidrosis_cbd/
(11) https://www.greenzonejapan.com/2023/04/17/chemo_cbd/
(12) https://pubmed.ncbi.nlm.nih.gov/26033282/
(13) https://www.greenzonejapan.com/2019/03/18/cbd_lungcancer/
(14) https://www.pcat-japan.com/post/interview-for-patients-6
(15) https://www.greenzonejapan.com/2023/04/12/nursinghome/

(16) https://www.greenzonejapan.com/2023/02/16/rugby/
(17) https://www.greenzonejapan.com/2021/08/15/cbd_parkinsons/
(18) http://www.greenzonejapan.com/2020/08/13/survey_practitioner/
(19) https://www.greenzonejapan.com/2021/09/02/ibd_cannabis/
(20) https://www.greenzonejapan.com/2021/03/14/menopause

患、がん、薬剤耐性菌（MRSA）への治療、オーラルケアなどへの活用が期待されています。

人体におけるCBGの振る舞いはCBDとTHCの中間のような立ち位置と考えられていますがＴＨＣのような精神作用はありません。

2021年にアメリカで行われたアンケート調査ではCBGの主な用途は、不安（51.2%）、慢性疼痛（40.9%）、うつ病（33.1%）、不眠症／睡眠障害（30.7%）でした。それらのユーザーの73.9%が慢性疼痛、80%がうつ病、73%が不眠症、78.3%が不安症に対してＣＢＧを含む大麻草が従来の医薬品よりも優れていると感じていました。副作用については16.5%が口渇、15%が眠気、11.8%が食欲増進、8.7%が目の乾きを自覚していました。

この調査結果からCBGの適応はCBD製品の適応と類似し、より医療用途に特化して使われていると言えるでしょう。CBDよりも高価であることを考えると、CBDだけで十分な効能が得られない場合にはCBGの併用を検討するのが現実的な使い方と言えるでしょう。

“カンナビノイド界のiPS細胞？”
期待の成分ＣＢＧ

大麻には、判明しているだけで１００種類以上のカンナビノイドが含まれています。今日、THC、CBDに次ぐ“第三のカンナビノイド”として最も熱い視線を注がれているのがCBG（カンナビゲロール）です。

大麻草がカンナビノイドを合成する際に、最初に作られる物質がCBGであり、CBDやTHCはCBGが分化することで生まれます。つまりCBGはカンナビノイドの世界におけるiPS細胞のようなものと言えるでしょう。一般的な大麻草に含まれるCBGの量は１％以下ですが、今日では品種改良によって15～20％のCBGを含有する品種が流通しています。また遺伝子工学の技術を利用し、酵母にCBGを合成する遺伝子を挿入することで大麻草に頼ることなく合成することも可能になっています。

論文データベース上では、2023年6月の時点で“cannabigerol”で検索すると384件の論文がヒットします。これはCBDやTHCの1/10以下であり、CBGについての研究は幕を開けたばかりと言うべきでしょう。これまでの基礎研究ではＡＬＳなどの神経難病や、炎症性腸疾

のQ&A

スパッと回答

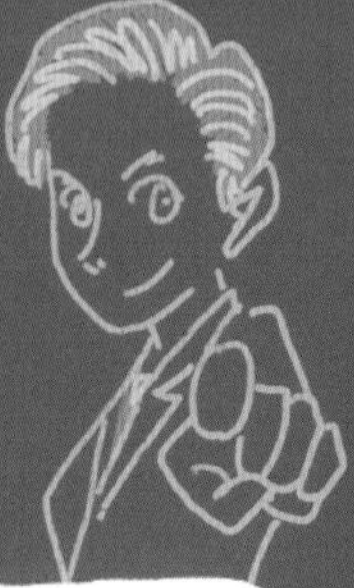

A ズバリ！
大麻取締法の抜け穴のおかげです。

の製品を除く"という文言を盛り込むことで、茎や種子を大麻の定義から除外したのです。これはアメリカの意向に従いつつ、国内の麻農家を保護するための苦肉の策と言えるでしょう。
2013年に株式会社あさやけの白坂和彦氏が日本で初めてCBD製品の輸入を試みた際、茎から抽出されたCBD製品は可という判断が下されて以降、茎から採れたという証明書があり、かつTHCを含有しない製品はOKということになっています。パチンコはギャンブルではないという法解釈と似ていますね。

PART 5

CBD

教えて！
正高先生

素朴な疑問に

Q1 なんで大麻は違法なのに、大麻に含まれているCBDは違法じゃないの？

ご存知の通り国内で大麻は違法ですが、大麻から採れるCBD製品は合法的に流通しています。これは俗に“茎種ルールと呼ばれる大麻取締法の抜け穴のおかげ”です。

大麻取締法が制定された1948年、日本では大麻は繊維作物として広く栽培されていました。敗戦に伴い、アメリカに倣って大麻を違法薬物として規制するように連合軍から指示された当時の日本政府は、苦肉の策として、法案の第一条に“ただし大麻草の成熟した茎及びその製品（樹脂を除く）並びに大麻草の種子及びそ

Q2 大麻は依存性があり危険なイメージ。CBD は大丈夫？　本当に安全？

A **大麻＝危険は誇張された物語！科学的ではありません。**

これまで大麻という言葉は必ずと言っていいほど、逮捕とセットで語られてきました。そのために“一度でも使用すると人生が破滅する危険な薬物”というイメージが浸透しています。しかしこれは取締機関とメディアによって誇張された物語で、科学的な研究が示す答えは異なっています。2010 年に Lancet という有名学術雑誌で発表された“イギリスの薬物被害”という論文は、様々なドラッグの危険性比較における決定版と考えられていますが、ここで不名誉なワースト 1 位に輝いたのは皆さんに馴染みのあるアルコール（お酒）で、有害性スコアは 72 点でした。一方で大麻は第 8 位で 20 点です。これらの結果から大麻はお酒よりも安全というのが科学的には定説となっています。日本では酒造業界が広告スポンサーとして幅を利かせているので、この話は大手メディアで取り上げられることはありません。

とはいえ大麻自体には依存性がありますし、急性の妄想や不安を引き起こすことがあります。しかし CBD に関しては精神作用がないので、依存性はありませんし、妄想や幻覚を引き起こすこともありません。過量に摂取しても眠くなる程度なので心配いらないでしょう。

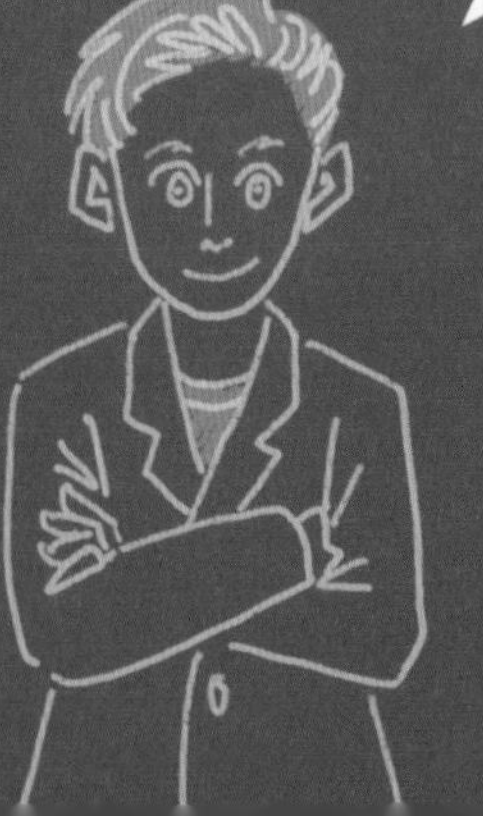

Q3 逮捕される可能性はない？

A 国内での購入は心配あません。**海外での購入には注意が必要。**

日本国内で流通している製剤に関しては、税関での審査を通過していますので、製品を購入・使用していることで逮捕される可能性はありません。一方、海外でCBD製品を購入し国内に持ち込むのはやめましょう。花穂や葉を使用している場合は、大麻取締法の規制対象となり、大麻密輸に該当する恐れがあります。

Q4 CBDで新型コロナウイルス感染症は予防できる？

A はい！ **期待できそう**です。

基礎研究により、CBDには新型コロナウイルスの増殖を抑制する作用があることが報告されています。またシカゴ大学の93,000人の新型コロナに対する検査結果では、検査を受けた人全体の陽性率が10%であったのに対して、カルテ上でなんらかのCBD製品を使用している方では陽性率が1.2%であったことが明らかになっています。(1) これだけでは断定的なことは言えませんが、ある程度の感染予防効果はあると期待しても良いでしょう。

(1) https://www.greenzonejapan.com/2021/04/17/covid_cbd/

国家として最初に大麻を合法化したのは南米の小国、ウルグアイでした。“世界一貧しい大統領”の異名を持つホセ・ムヒカ大統領は2013年にこの英断を下します。この背景には、合法化により麻薬カルテルから資金源を取り上げる狙いがありました。日本では大麻を使用してはいけない理由として、反社会勢力の資金源になっていることが挙げられますが、本当に反社会勢力を撲滅したいのであれば、薬物を合法化して国が管理するのが近道なのです。

ウルグアイに続いたのはカナダで、43歳にしてカナダの首相となったジャスティン・トルドー首相は選挙の公約に従う形で2018年10月に合法化を実施しました。アメリカでは2023年4月現在、22州とワシントンD.C.、グアムにて嗜好品としての大麻が合法化されています。またヨーロッパでは英語留学で有名なマルタ共和国やルクセンブルクが合法化を既に実現し、ドイツが合法化を検討中です。実現すれば影響はEU全体に及ぶでしょう。アジアでも2022年にタイで合法化が実施され、大きな話題として取り上げられました。今後も解禁の流れは止まることはないでしょう。

(2) https://en.wikipedia.org/wiki/Legality_of_cannabis

世界の大麻事情
～使用者は本当に犯罪者なの？～

大麻は日本では1948年にできた大麻取締法により規制されるようになりました。その後、1961年に“麻薬に関する単一条約”が国際条約として採択されたことにより、国連加盟国は大麻を違法薬物として規制することになりました。

しかし1960年代のヒッピームーブメントの高まりによって若者を中心に大麻が普及して以降、大麻の使用は逮捕や投獄に値するような罪なのかという問題が提起されるようになります。その結果、いわゆる先進諸国では大麻の単純所持は“非犯罪化”されつつあります。非犯罪化とは“違法だけれど逮捕はされない軽犯罪として扱う”ということです。具体的には未成年の喫煙をイメージしてください。喫煙で少年院に送られることはありませんね。大麻の非犯罪化は1976年のオランダを皮切りに、2023年4月時点でおよそ50の国で実施されています。(2)

更に一歩進んで、近年は大麻を合法化する国や地域も登場しています。合法化というと野放しのようなイメージを抱く方も多いかもしれませんが、どちらかというと非犯罪化状態の方が野放しに近い状態です。合法化とは、国が大麻を管理するシステムを整備して課税、管理することを指します。日本におけるタバコの管理をイメージして頂くといいでしょう。

Q5 ドーピング検査や健康診断で、大麻と同じ反応が出たりしない？

A ドーピング検査は要注意！健康診断は問題なし。

CBD 自体はドーピング規定を外れていますので、アスリートも理論上は使っても構いません。しかし、ここには落とし穴があります。CBD以外のカンナビノイドは（2023 年 4 月時点では）全てドーピング規定で禁止されているのです。つまり、ブロードスペクトラムの CBD 製品はドーピング違反になる可能性が高いでしょう。またアイソレート製品にも極めて微量なレベルでは、THC やその他のカンナビノイドが含まれています。そのためドーピングチェックがあるような競技者にはお勧めできません。実際に 2021 年 4月にはボクシングの井岡一翔選手に大麻陽性反応が出たことが話題になりましたが、彼は CBD 製品を使っていたとコメントしています。[3]

一方で健康診断に関しては心配ありません。なぜなら一般的な健康診断の尿検査で調べるのは糖分や細菌、赤血球や白血球だけで、薬物チェックは行われないからです。

病院で薬物検査を行うのは、意識不明や錯乱状態で救急外来に搬送されたケースなど、薬物の使用が強く疑われる場合だけであることは覚えておきましょう。

(3) https://www.greenzonejapan.com/2021/04/27/cbd_doping/

Q6 ペットの健康管理もできる？

A アイソレート製品、もしくはペット専用のCBDを！

エンドカンナビノイドシステムは人間以外の動物にも備わっています。そのため犬、猫、うさぎといったペットに対してもCBDは効果が期待できます。実際に動物を対象とした研究は盛んに行われており、慢性の痛みやてんかん発作に対する効果が示されています。特に体重が軽い場合は少量でも効果が得られやすいので良い適応と言えるでしょう。

注意しなければいけないのは人用のCBD製品に含有されている成分には動物に有害なものがある点です。CBDに頻繁に含まれるテルペンの中にリモネンやピネンがありますが、これらは犬や猫にとっては毒にあたることが知られています。

動物にCBDを与える場合はブロードスペクトラム製品を避け、アイソレート製品、もしくはペット用CBD製品を選ぶようにしましょう。

ペット用製品には動物に有害な成分は含まれず、食いつきが良くなるようにビーフジャーキーエキスなどの香料が添加してあるようです。

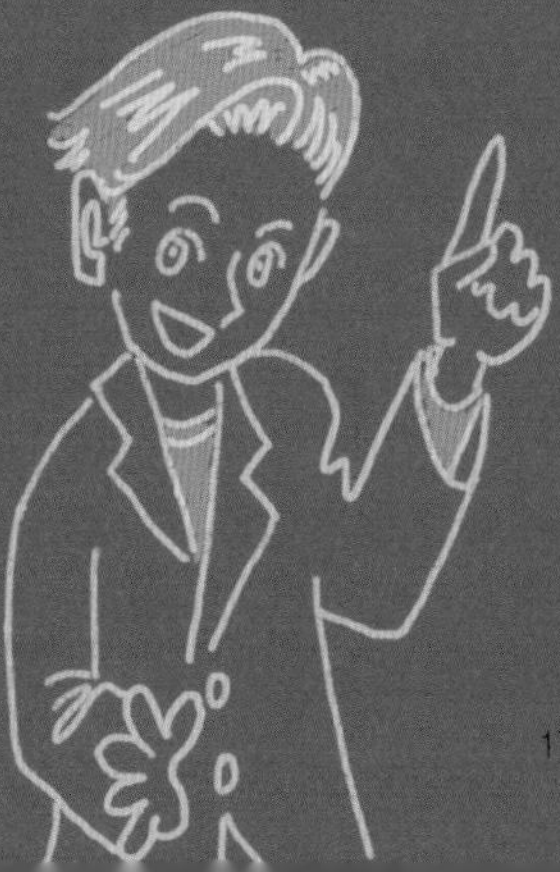

法改正を機に国内での産業大麻の栽培規制は緩和される見込みです。

加えて大麻使用罪の導入が検討されています。前提として大麻には覚醒剤や麻薬と異なり使用に対する罰則規定が存在しません。つまり尿検査で陽性であっても、大麻の現物を所持していない限り起訴されることはありません。改正案ではこの点を変更し、使用のみで罪に問えるようにすることが検討されています。この背景にあるのはカンナビノイド医薬品とCBDの解禁は行う一方で、THCの規制と大麻取締は断固として継続するというメッセージでしょう。使用罪導入の是非については専門家委員会でも意見は分かれ、結論は出ていません。

今回の法改正が実施されることで、CBDをはじめとしたカンナビノイド市場は拡大することが期待されています。というのは、現状の"茎種限定ルール"や"THCゼロの基準がはっきりしない"問題は上場企業にとって参入を足踏みする要因となっているからです。ルールが整備されれば、大企業がCBD製品の価格を低下し、広告によって認知も拡大するでしょう。これはユーザーにとっては福音ですが、中小の事業者にとっては巨大なライバルの出現となるかもしれません。

70 年ぶりの快挙。
大麻取締法改正とその影響について

海外における大麻の医療的価値の見直しや、国内てんかん患者からの要望を受け、日本でも 2023 ～ 2024 年には大麻取締法の改正が行われる見込みです。

法改正が行われると、大麻成分を含有する処方箋医薬品が利用可能となります。現行の大麻取締法は、大麻から製造された医薬品の一切を禁止しているのです。これは医療用麻薬や医療用覚醒剤（リタリン・コンサータ等）が認められているのとは対照的です。当面は難治てんかん治療薬の Epidiolex が認められるに留まりますが、今後少しずつ、その他の病気にも適応が広がっていくことが期待されています。

同時に今回の法改正によって、CBD のルール策定と産業大麻栽培の規制緩和が実施される見込みです。現時点で既に CBD は合法的に流通していますが、茎や種子から抽出された CBD のみが許可されるという日本独特の制限が設けられています。これを諸外国のように THC の基準値を設定して、大麻ヘンプを区分することが望まれています。

また国内の大麻栽培農家からは、現状の厳しい栽培・出荷規制を緩和する要望が提出されました。神道における神宮大麻やしめ縄は伝統的に国産の大麻から作られていますが、厳しい制限により化学繊維や海外産大麻に切り替える事例が相次いでいます。伝統文化保護の観点から、今回の

Q7 高価な製品の方がよく効くの？安すぎる製品って大丈夫？

A （オイルの場合で）**相場は1.5～5.0円／mg程度。**

CBD製品は処方箋医薬品と違い、売り手が自由に価格を設定できるため価格にはある程度の幅が存在します。金額を比較する際にはCBD1mgあたりの単価を計算するのが良いでしょう。例えば2000mg含有の製品が1万円で販売されているとします。その場合の1mgあたり単価は1万÷2,000＝5円/mgということになります。

この1mgあたり単価の相場は変化し続けています。実際に2020年末時点では10～15円/mgが日本国内の相場でしたが、2023年4月に楽天市場やAmazonで調べたところではオイルの場合で1.5～5.0円/mg程度にまで下落していました。これは世界的にヘンプの栽培が盛んになったことでCBD原料価格が低下したことの影響でしょう。2019年時点ではCBD1mg単価が140円という商品も販売されていました。これは癌などの切実な病気の患者心理につけ込んだ商法と言えるでしょう。またAmazonでCBDの販売が解禁される以前には、CBDを含有していないにもかかわらず、まるでCBD製品のように見せかけた商品が販売されていましたが、今日ではこれらの悪徳商法はほとんど駆逐されているように見受けられます。

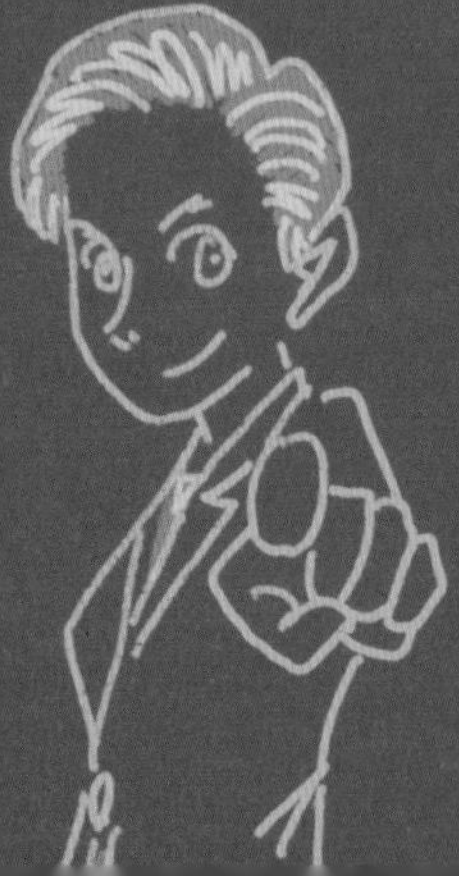

Q8 そんなに効果があるなら、なぜ医薬品にならないの？

A 処方箋医薬品として認められるためのハードルは非常に高いのです…。

CBD は難治てんかんに対しては Epidiolex という名前でアメリカやヨーロッパでは医薬品として病院で処方されています。また統合失調症に対しても大規模な治験が進行しているようですが、うつや不安に対しては、現時点では病院ではお薬としては処方されていません。なぜかというと処方箋医薬品として認められるためのハードルは非常に高いからです。ある物質を医薬品にするためには、動物実験で安全性を証明したのちに、臨床試験と呼ばれる人を対象とした実験を３回実施しなければなりません。これには膨大なお金と手間がかかります。

一方で CBD サプリメントは既に市販されており､その金額は年々低下してきています。そのため仮に製薬企業が予算をつぎ込んで医薬品としての CBD を販売しても、患者さんにとってはネットでサプリメントを買った方が割安という状況になってきています。この背景には特許の問題があります。化学合成された一般的な医薬品は開発の初期段階で物質特許が取得されます。そうすると製品開発する企業以外は 20 年にわたって、その物質を販売することができなくなるのです。

ただし、CBD は 1963 年に発見されており、物質特許は既に切れていますから、今更どこかの企業が独占することなどできません。トマトジュースやブロッコリーに健康上のメリットがあるからといって、栽培を独占できないのと同じです。

Q9 妊娠中にCBDを使用しても大丈夫？

A これまでに**胎児への悪影響は報告されていません**が、あくまでも**自分の責任で判断**しましょう。

現時点でＣＢＤが胎児の発達や成長に悪影響を与えると考える積極的な理由はありませんが、お腹の中の赤ちゃんへの影響はセンシティブな問題で、大丈夫と断言はしづらいのが実際です。ＣＢＤに限らず、病院で処方されるお薬の大半も安全性については明らかになっていません。リスクとメリットを天秤にかけて、自分の責任で使用しましょう。

Q10 祖父母に勧めようと思うのだけれど、気をつけるべきことは？

A 内服薬との飲み合わせをチェックしましょう。特に“**血液サラサラ**”の薬には注意！

いくつもの症状を抱えることが多い高齢者はＣＢＤの良い適応となり得ますが、病院のお薬との併用には注意が必要です。詳しくはＰ84に記載しましたが、一部の薬はＣＢＤと一緒に飲むことで効き過ぎてしまうことが知られています。特に気をつけないといけないのは“血液サラサラ”の薬です。具体的にはクロピドグレル、シロスタゾール、ワーファリン、イグザレルト（リバロキサバン）、エリキュース（アピキサバン）などを服用している場合、併用は避けましょう。

Q11 子どもは何歳から飲ませていいの？乳児でも大丈夫？

A **必要なら0歳でもためらわずに！“サプリメントとしてなんとなく”はお勧めしません。**

私が顧問を務めている患者会では、生後6ヶ月から難治てんかんに対してＣＢＤを大量に飲んでいるお子さんがおられますが、発作が落ち着いて調子がいいようです。必要な場合には年齢は関係なく使用して構いません。逆に、症状はないけれど健康維持のサプリメントとして子どもに飲ませることはお勧めしません。

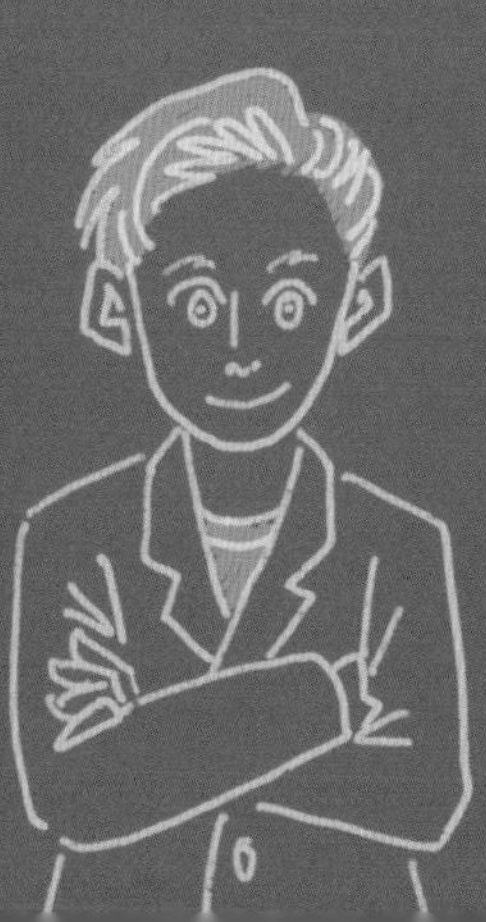

うに注意が必要です。

現状これだけの人気を博している理由は、違法な大麻を所持する法的なリスクと比べて、新規合成カンナビノイドの健康リスクの方が低いと判断している方が多いということでしょう。

私が懸念しているのは、10年前の脱法ハーブ全盛期の二の舞になることです。2007年に登場した第一〜三世代の脱法ハーブは、大麻に作用も近く大きな副作用はなかったと聞きます。しかし厚労省が規制し、事業者が規制をすり抜けるために改造を重ねるうちに“モンスター化”が進み、2012年に第五世代が流通した後に、全国で交通事故が多発する事態を生みました。

2023年6月時点で流通しているTHCHやTHCBは新規合成カンナビノイドとしては第三世代に該当します。次の規制の後に登場する成分が鬼子ではないという保証は誰にもできません。

新規合成カンナビノイドユーザーの中には鎮痛などの医療効果を実感している方もおられるようですが、現在の政策下では継続して合法的に使用するのは難しい印象を受けています。これらのユーザーを救済するためにも、THCが使えるような医療制度の構築が必要だと私は考えています。

厚労省のみだりな規制で
かえってモンスター化!?
新規合成カンナビノイドについて

2021年の秋以降、CBDに便乗する形で新しいカンナビノイドの流通が活性化しています。具体的にはHHC、THC-O、HHC-O、THCH、THCBなどです。これらは天然の大麻草には極めて微量にしか含まれない、もしくは全く含有されない化合物であり、主にCBDなどの天然成分に化学的に手を加えることで合成されます。これらをまとめて新規合成カンナビノイドと呼ぶことにしましょう。

これらの成分はCB1受容体に作用し、THCに類似した精神作用をもたらします。そのため“合法でキマる成分”として、SNSを使ったインフルエンサーマーケティングで急速に普及しました。一方で厚生労働省は新規合成カンナビノイドを“危険ドラッグ”に分類し、順次規制する方針をとっています。

新規合成カンナビノイドの健康上の安全性について、私は判断できません。というのは研究が皆無に等しいので、科学的には安全であるとも有害であるとも言えないからです。ここまで流通してきた成分に関しては、幸いにして死亡事故などの深刻な問題は耳にしていませんが、精神作用に伴う様々なトラブルはSNS上で見受けられます。特にクッキーなどの食品に添加された場合には、効果の立ち上がりが遅くかつ持続時間が長いため、不用意に食べ過ぎないよ

お医者さんがおすすめする

CBDのお店

CBDを試してみたいけれど
何を選べばいいか悩んでいる人も多いと思います。
そんな人はまず、使用感や体感、フレーバーを実際に試せる専門店へ行くのがおすすめです。
ここでは、私が実際に訪れて、安心して納得のいくCBDを購入できると感じた3つのお店を厳選。
気になることは、なんでも相談できるオープンな雰囲気
かつカウンセリングが丁寧な点もセレクトポイントです。

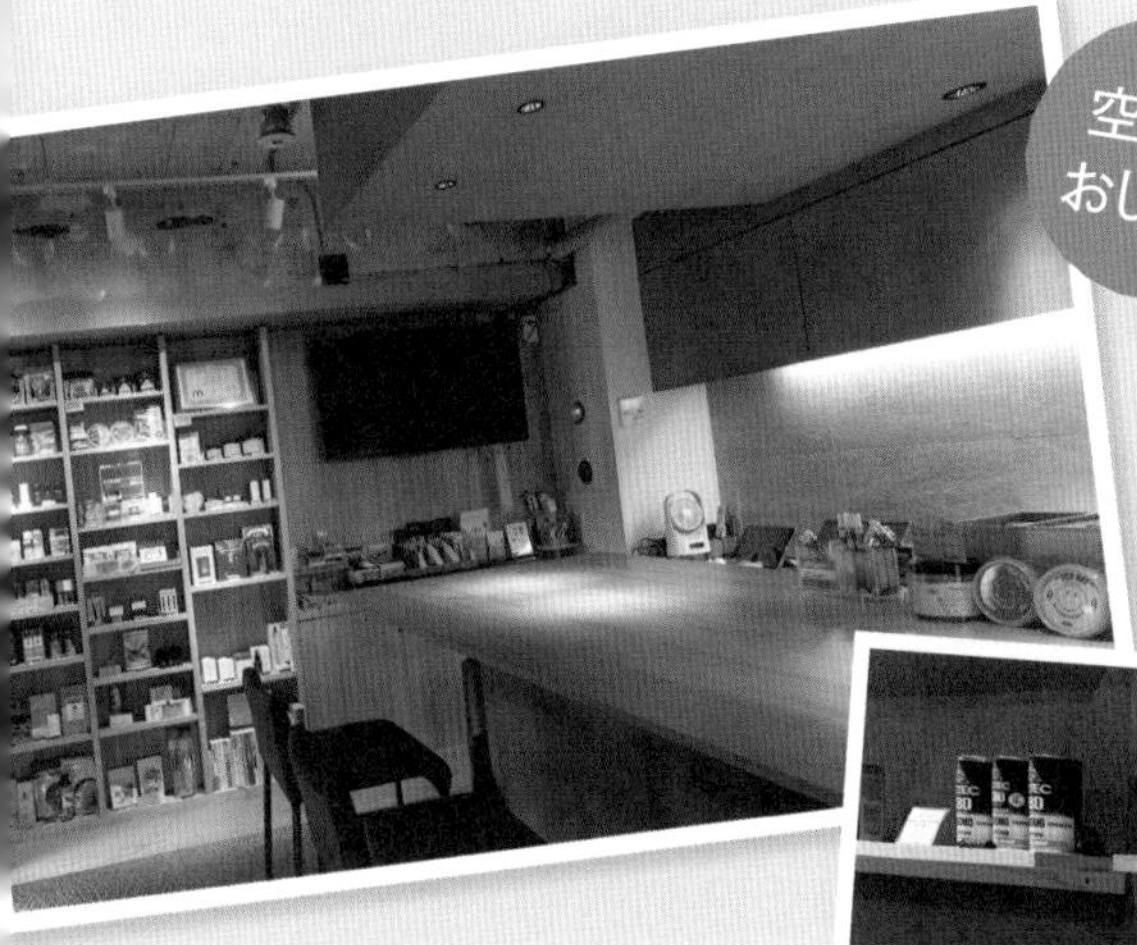

空間がおしゃれ

実際に試せる

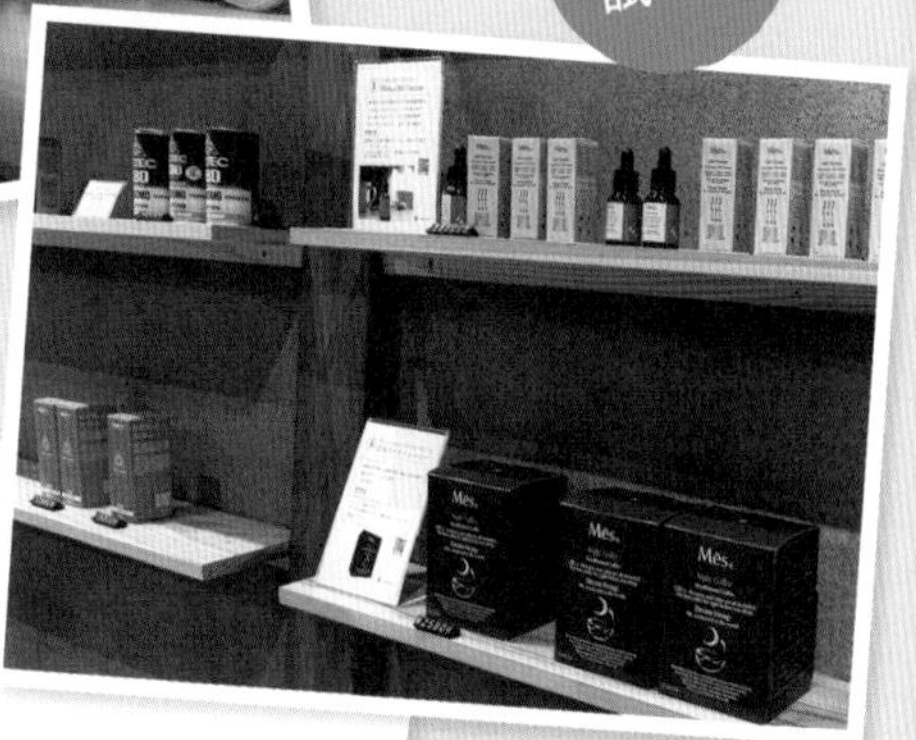

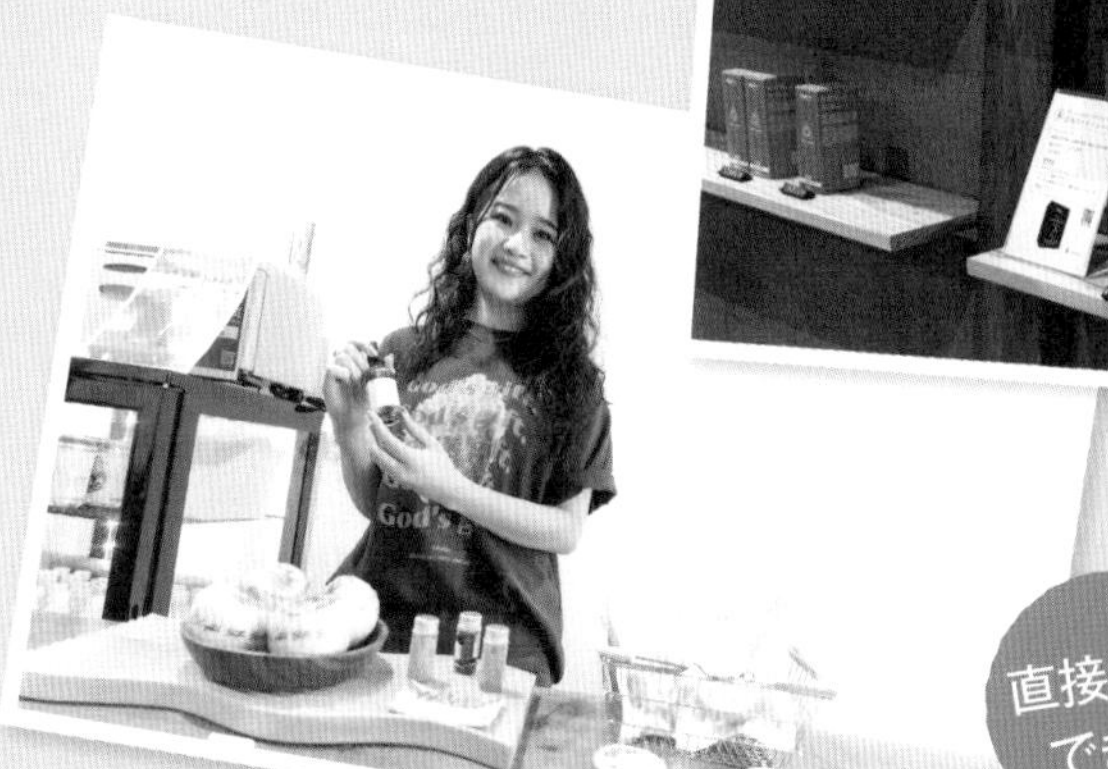

直接相談できる

初心者からマニアまで納得の品揃え

VapeMania® EBISU

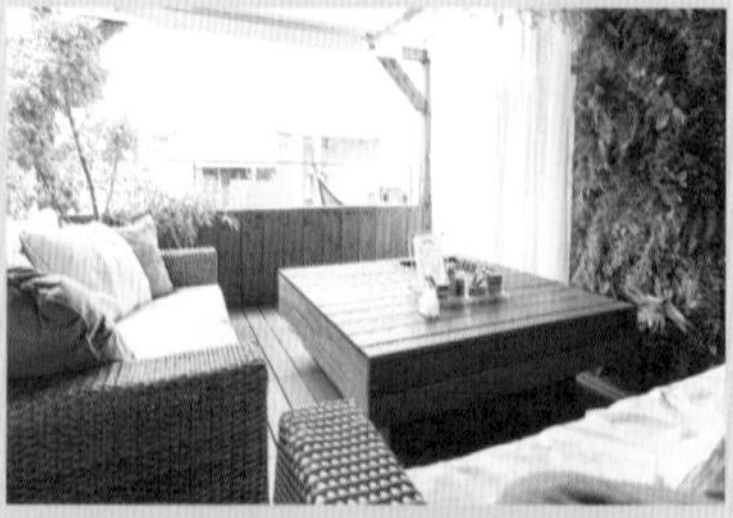

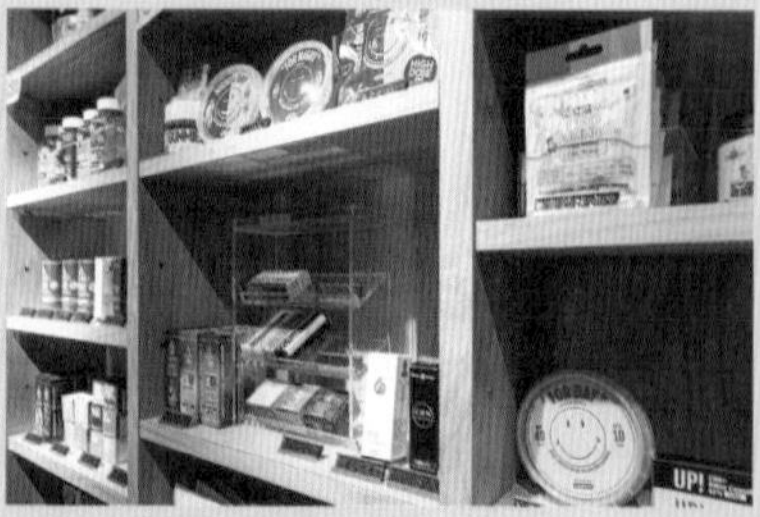

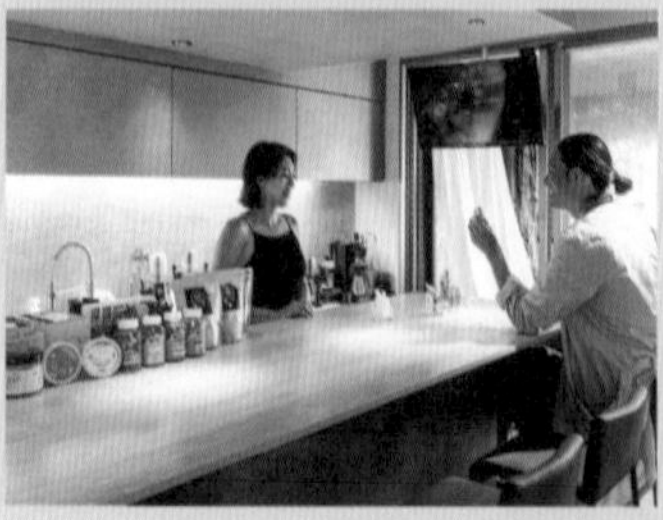

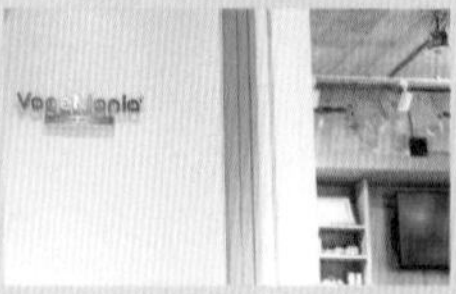

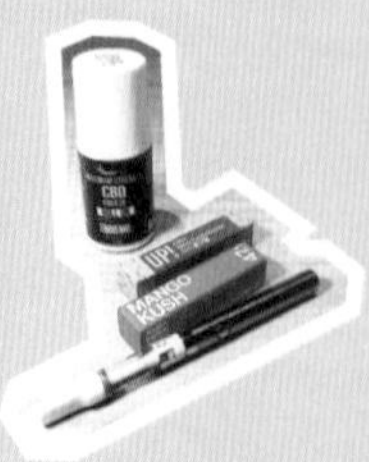

1ドリンクオーダーで、CBD製品を好きなだけ試せる。イチオシ商品はマンゴーフレーバーのVape。また、シャキッとするCBGリキッドや、抗炎症作用が期待できるロールオンタイプも人気。

日本初! 無料で試せるCBDの専門店

2017年、上野の小さなマンションの一室からスタートしたVapeMania®は、国内初のCBDを無料で試せるディスペンサリーストア。2022年にオープンしたばかりの恵比寿店は、都心で働く人がくつろぎながら人と繋がれるサードプレイスとして機能している。睡眠改善、免疫力向上を目的に、20〜70代まで幅広い層の人々が訪れる。イベントやワークショップも定期的に開催し、CBDの正しい知識の普及活動にも注力。CBD初心者はもちろん、知識をより深めたい人にもおすすめ。

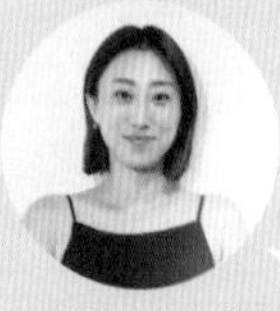

恵比寿店マネージャー　秋國さん

たまたま居合わせたお客さま同士が、自然と仲良くなれるのもVapeMania®の魅力です。CBDをとおして、多くの人の生活の質が向上し、幸せの好循環が生まれることを目指し、ゆったりくつろぎながら、コミュニケーションを楽しめる空間づくりや、トレーサビリティーを重視した、信頼性の高い製品選びも大切にしています。

Dr. Masataka's Voice

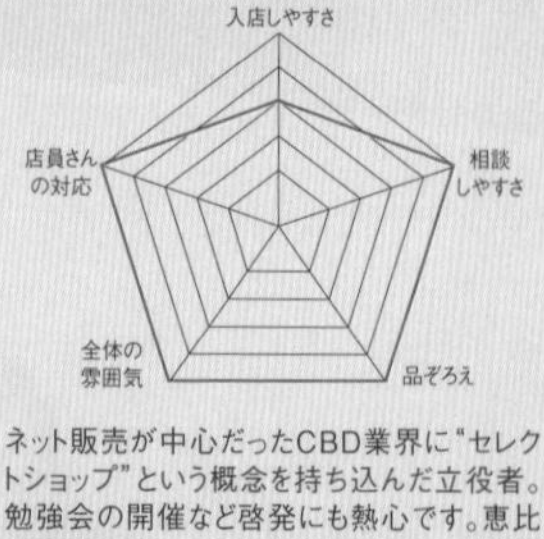

ネット販売が中心だったCBD業界に"セレクトショップ"という概念を持ち込んだ立役者。勉強会の開催など啓発にも熱心です。恵比寿店は女性一人でも立ち寄りやすい雰囲気でGood。

DATA

東京都渋谷区東3-17-14
クリスティエビス8F
(JR・東京メトロ
「恵比寿」駅より徒歩3分)
営業時間:12:30〜20:30
定休日:火曜日

忙しい人の日常に寄り添う

Mes Café by CBD(coffee)

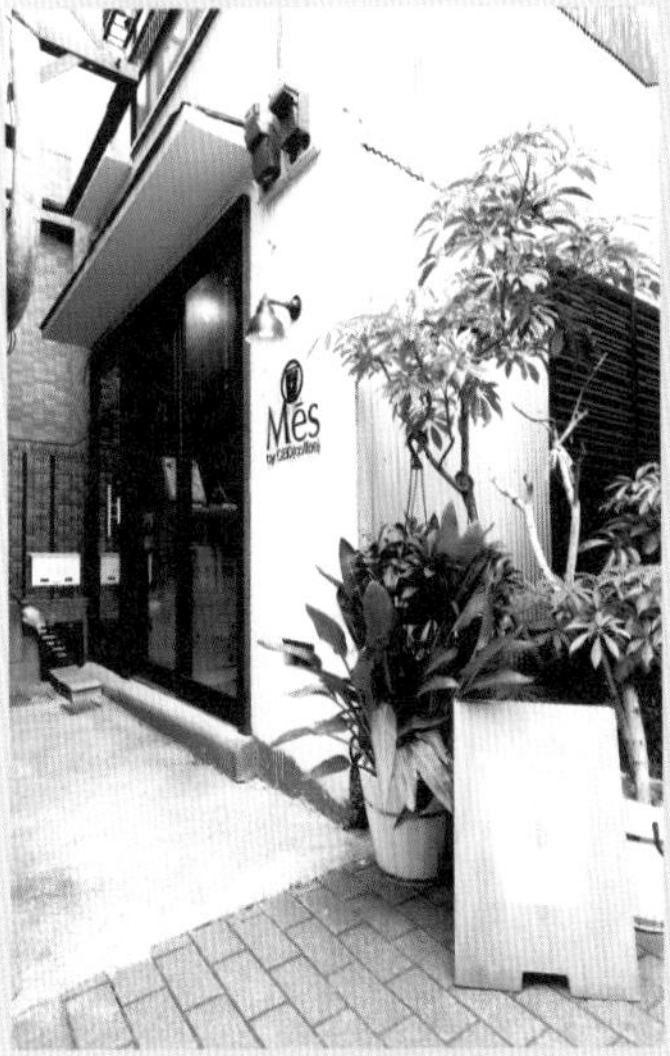

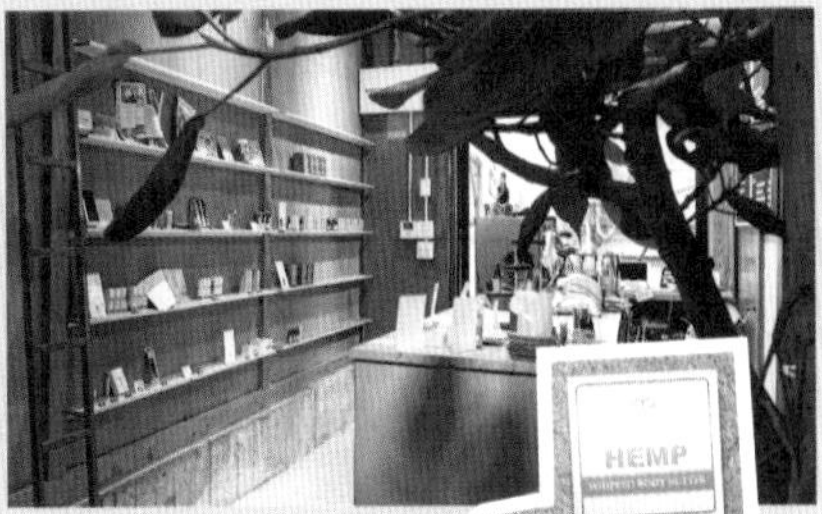

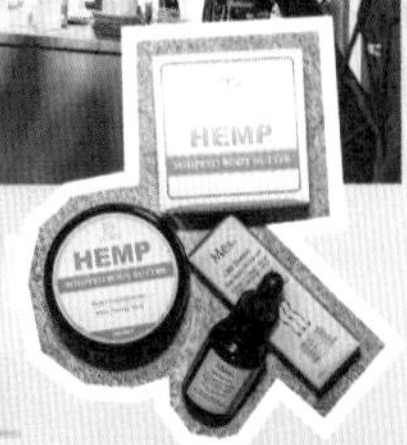

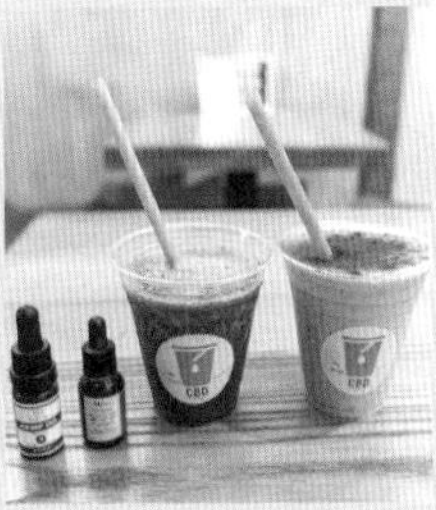

ヘルシードリンクにCBDティンクチャーを入れて提供。イチオシアイテムは、肩こり改善に役立つエンドカのサルブと、吸収効率が高く、効果実感が得やすいというオリジナルの水溶性CBD。

安心安全な製品を厳選!
カフェ併設でゆったりできる。

現役の美容師・ヘアメイクとして活動する代表自らが、CBDで不眠症を改善させたことを機に始めたというカフェ。2020年、コロナ禍で健康不安を抱える人々の支えになりたいという思いから、駒場東大前に1号店をオープンさせた。取材に訪れたのは、2023年に開店したばかりの麻布十番店。コンセプトは働く人々のライフスタイルを豊かにする、ツールとしてのCBDを届けること。目にも鮮やかなカフェメニューとともに、実際に試せるとあって、近隣のビジネスパーソンの憩いの場に。

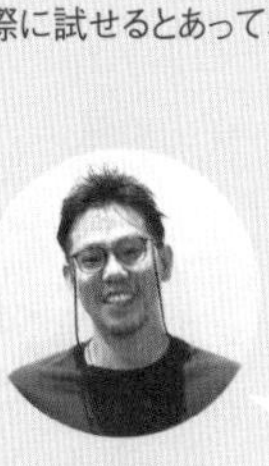

代表 下村さん

展開している商品は、いずれも厚労省の許可を得ています。また、第三者機関の成分分析表が開示されているかどうか、殺虫剤規制法が敷かれている農地で栽培された原料を使っているか否かなど、ヘンプに精通したスタッフによる厳しい安全基準をクリアしたものだけを厳選。どの商品も安心して日常に取り入れて頂けます。

Dr. Masataka's Voice

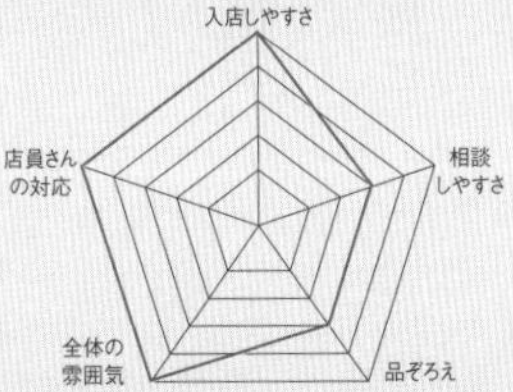

カフェ併設のCBDショップは気軽に利用できるのが強み。オリジナルの水溶性CBD製品や"coffee+CBD"がブームを超えて定着するかどうかは、こういったショップの方々に委ねられているでしょう。

DATA

東京都港区三田1-6-5
(都営地下鉄・東京メトロ「麻布十番」駅より徒歩3分)
営業時間:12:00〜20:00
定休日:月曜日

仲間と一緒に行きたくなる広い空間

GReEN 代官山

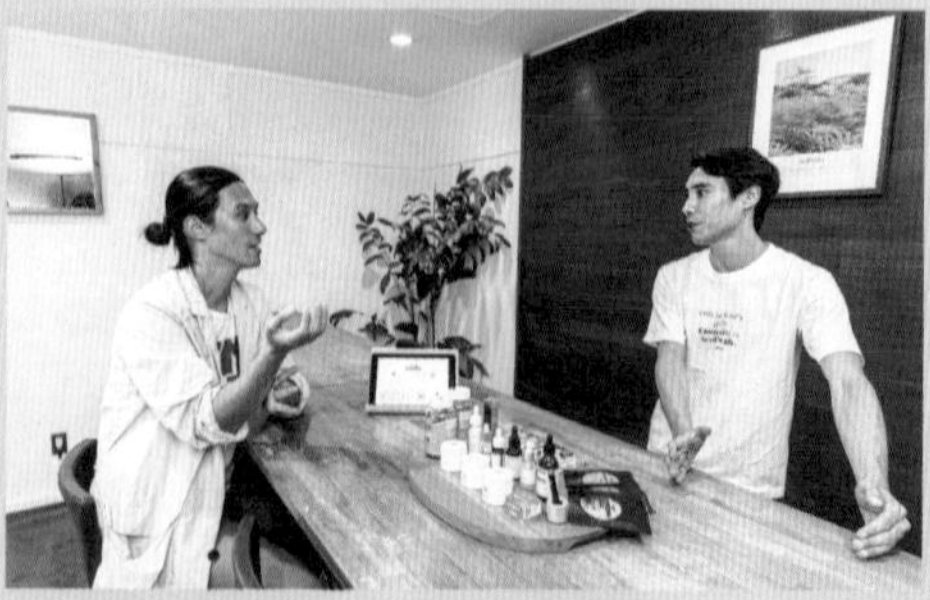

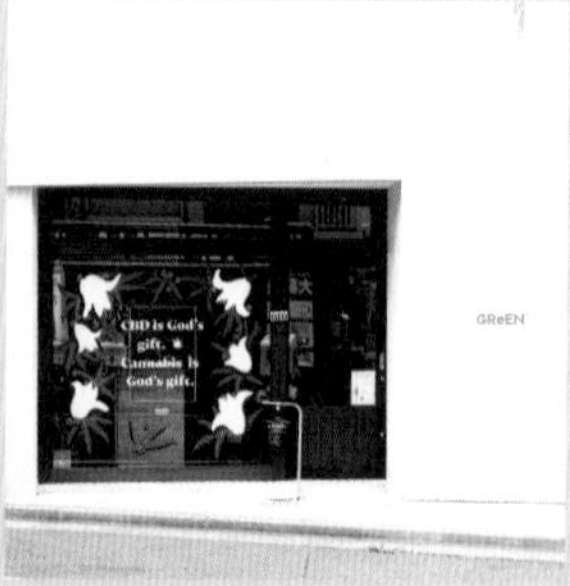
CBD is God's gift.
Cannabis is God's gift.
GReEN

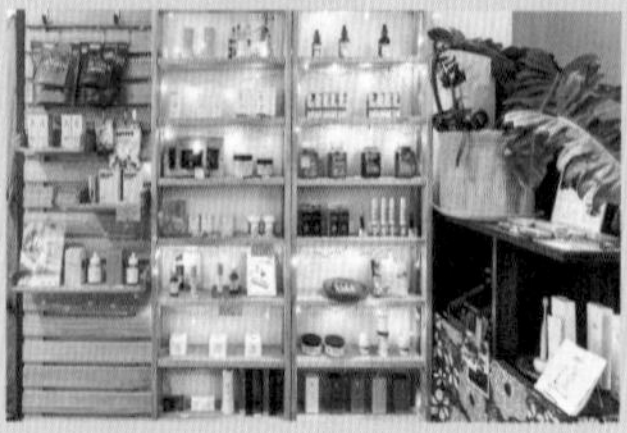

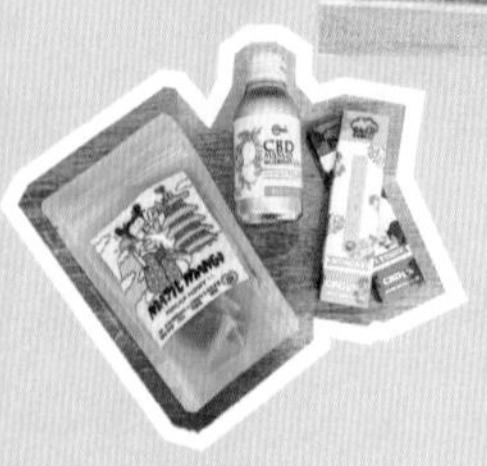

CBD入りのMAJIC MANGOのキャンディーやCOREBIのCBDドリンク、フルーティーなフレーバーなvapeは初心者でも楽しめるアイテム。ハンドメイドのバスソルトなどもおすすめ。

定番のアイテムからペット用品まで 豊富なラインナップに目移りしそう

2023年2月にオープンしたCBDセレクトショップ。定番のティンクチャーからVape、ドリンクやエディブル、コスメ。さらにペット用のアイテムまで幅広い商品がズラリと並ぶ。魅力はなんといっても広々とした空間のなか、ゆったりと商品を試せること。カンナビノイドに詳しいスタッフによる丁寧なカウンセリング（有料）を受けながら、納得のアイテムを選べる。展開している製品は原料や成分が明確な、信頼のおける業者から厳選して仕入れ、かつすべてスタッフがテイスティングして効果実感を得ているとのこと。初めての人でも、安心してCBDの心地よさを体感できる。

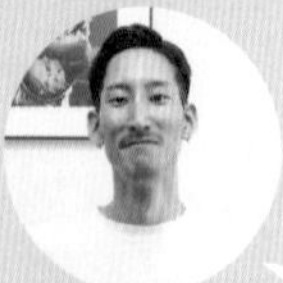

マネージャー 中山さん

音楽や香りなど、空間の演出にもこだわり、心地よくCBDを選べるセッティングにしています。CBDの良さは、実際にテイスティングしないとわからないものです。ラウンジスペースもゆとりがあるので、大人数でお越し頂いても問題ありません。ぜひお友達と一緒に、心ゆくまでCBDをお楽しみください。

Dr. Masataka's Voice

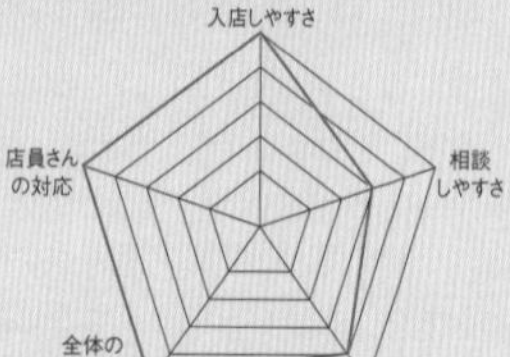

代官山というファッションの街にふさわしいオシャレなショップ。従来の男性中心のイメージを和らげてくれることに期待です。製品のお試しは有料となっていますが、その分しっかりと時間を割いて対応してもらえる印象。

DATA

東京都渋谷区鶯谷町8-8
（東急線「代官山」駅より徒歩10分）
営業時間：14：00〜21：00
定休日：毎月1日
（不定休あり）

あとがき

原稿を書き上げた後も、大麻を巡る日本の状況は日々変化しています。2023年10月20日から始まる臨時国会では、いよいよ大麻取締法の改正が行われる見込みです。実際に法律が施行される2024年以降には、コンビニにはCBDドリンクが並び、テレビの通販番組ではCBDカプセルが取り上げられているのではないかと想像しています。

そのような世界で、私が願うことは主に二つです。一つ目はCBDがブームとして消費されてしまわないこと。今、CBDは一時のタピオカドリンクのような盛り上がりを見せています。事業者の中には手っ取り早く一儲けして、ブームが去ったらまた次の金脈に乗り換えればいいと考えている人もいるでしょう。しかしユーザーの中には、難治てんかん患者のように切実にCBDを必要としている方がおられるのです。私は医師として、CBDが必要な人にとってアクセスしやすい選択肢であって欲しいと願っています。ＣＢＤがブームを超えて文化として定着するために大切なことは、問題を抱えている方に製品が届き、適切な使われ方がなされ、実際に恩恵を受ける人が増えることで安定したニーズがあり続けることであり、本書がその一助になれば幸いです。

そしてもう一つの願いは、このムーブメントがＣＢＤだけで終わってしまわないことです。皆さんは『風の谷のナウシカ』という作品をご存知でしょうか。一般的にはスタジオジブリの映画として親しまれていますが、実はアニメに描かれているのは一部でしかありません。宮﨑駿監督が執筆した全7巻の漫画原作を読むと、アニメだけを観てナウシカという作品を理解した気分になっていた自分を恥ずかしく感じます。

ＣＢＤはナウシカにおけるアニメ版のようなもので、カンナビノイド世界の広大な物語の第一章に過ぎません。本書では詳しくは触れませんでしたが、THCを含む大麻草が持つ可能性と、そこから広がる物語は更に面白いものです。私はジブリ作品のファンにはナウシカの原作を読んでもらいたいですし、CBDの愛好家にもその先のストーリーに関心を持ってもらいたいと思っています。それはきっと貴方の人生を豊かにすることにつながるはずです。

CBDや大麻草を巡る物語は日進月歩で、情報は日々更新され続けています。科学的定説が新しい研究により覆ることは珍しくありませんし、私自身が不勉強で間違えることもあります。本書は2023年時点での私の自己ベストです。今後の最新情報に関しては、各種SNSやYouTube、ブログにて随時更新していきますのでよろしければ継続的にチェックして頂ければ幸いです。またCBDにまつわる皆さんの素敵な体験談があれば、ぜひ私に教えてください。

最後になりましたが、本書執筆の機会を下さったビオ・マガジンの西宏祐さん、素敵なイラストを提供してくださった諒将さん、企画と編集作業を担ってくれた染矢真帆さん、Green Zone Japan の三木直子さん、日々お世話になっている松村純代さんにこの場を借りてお礼を申し上げます。

本書が皆さんにとって、夜の海を照らす灯台のようなものとなりますように。

正高佑志

2023年10月19日

正高 佑志 Yuji Masataka

医療大麻のお医者さん。1985年京都府生まれ。熊本大学医学部医学科卒業。2016年カリフォルニア州でのカンナビノイドの専門医との出会いを機に、医療大麻を専門とすることを決意。現在、日本臨床カンナビノイド学会副理事長、一般社団法人Green Zone Japanの代表理事として医療大麻に関する医学的エビデンスに基づいた情報発信を行う他、ラッパーとしても活動。異色のキャリアで政界をも動かし、新しい文化の幕開けに寄与する。著書に『お医者さんがする大麻とCBDの話』(彩図社)。

著者の研究業績一覧

医師が教える

CBDの教科書

2023年12月8日　第一版　第一刷

著　　　者　正高 佑志

発　行　人　西 宏祐
発　行　所　株式会社ビオ・マガジン
〒141-0031　東京都品川区西五反田8-11-21
五反田TRビル1F
TEL:03-5436-9204　FAX:03-5436-9209
https://www.biomagazine.jp/

イラスト　諒将
編　　　集　染矢 真帆
校　　　正　株式会社 ぷれす
デザイン・DTP　前原 美奈子
印刷・製本　株式会社シナノパブリッシングプレス

万一、落丁または乱丁の場合はお取り替えいたします。
本書の無断複製(コピー、スキャン、デジタル化等)並びに無断複製物の譲渡および配信は、著作権法上での例外を除き禁じられています。
ISBN978-4-86588-134-9 C2077
©Yuji Masataka 2023 Printed in Japan